はじめて学ぶ

健康・栄養系教科書シリーズ❽

栄養教育論

健康と食を支えるために

第2版

今中美栄・上田由香理・河嶋伸久・木下ゆり
坂本裕子・髙木尚紘・西田江里 著

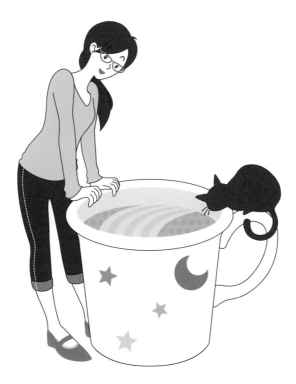

化学同人

はじめに

　【はじめて学ぶ　健康・栄養系教科書シリーズ】「栄養教育論」は，おもに栄養士を目指すみなさんに伝えたいことをまとめました．

　栄養士になりたいと考えているみなさんからは，「食」に関するステキな夢や思いがあふれているように感じます．たとえば，子どもたちが喜ぶおいしいおやつをつくりたい．可愛いお弁当をつくってあげたい．家族の健康を守る料理を紹介したい．歯の弱くなったおばあちゃんに，食べやすい料理をつくってあげたい．野球チームやサッカー選手を目指す子どもたちに，夢を叶えるメニューを考えたい……などなど，誰かの役に立ちたいという思いから，栄養について学びたいという気持ちが伝わってきます．

　「食」は生命の源です．人は食べることを通して生命を育んでいきます．「食」は人の生き方にも大きな影響を与えるものです．無理な食習慣を続けていると，さまざまな病気を引き起こす原因にもなります．また逆に，より良い食習慣は，病気を治す力や予防する力となります．

　栄養士の専門性とは「食」を通して，人々がより健やかな人生を送るための正しい情報を提供することです．栄養士は日常の食事を，よりおいしく，より健康に楽しんでもらうための献立作成，料理の提供，栄養教育・サポートを行う専門職です．成長期の子どもたちや心とからだの発達の著しい思春期，生活リズムの乱れやすい青年期，働き盛りの壮年期，元気で長生きを目指す高齢期，また食に悩める方々へ寄り添うことのできる支援を行います．あらゆるステージで，生きることを支える「食」に関する知識や情報を，栄養教育を通して伝えることのできる栄養士は，社会で人々の健康を支える大切な役割を担っています．

　本書により，私たちが，日々あたりまえのように感じている「食べる」ことの大切さと素晴らしさを伝える力を身につけていただけたら嬉しいです．健康を考えたおいしい食事と笑顔を拡げるために，栄養学とともに話し方やカウンセリングの方法，行動理論や教育技法についても学びましょう．より多くの人々の健康行動へつながる実践的な栄養教育が必要です．

　未来の健康日本を担う栄養士を目指すみなさんが，自分の思いを伝え，対象者を思いやる心を身につけた「健康づくり」と「食」のプロフェッショナルとなられることを，心から願っています．学習ポイントは，項目ごとにまとめて本文中に示しています．例題や各章末には，演習問題を準備しました．本文を読みながら答えを考えてみてください．栄養教育論を学んだみなさんが，人々の健康や食を支えるために，何をすれば良いか，何ができるかを考え，みなさんなりの答えが見つかることを祈っています．

2021 年 3 月

著者を代表して

今中　美栄

目　次

7章　実践してみよう　あなたの「栄養教育」　　　133

本文イラスト　鈴木素美

食の楽しさを伝えるための栄養教育

1章で学ぶこと

● 現代の社会における栄養教育の目的と求められる姿勢を学ぶ.

● 栄養教育の基本と実践に必要な教育方法を学ぶ.

● 栄養教育におけるコミュニケーション能力の重要性と心がまえを学ぶ.

1章のキーワード

- □ 栄養教育　□ 栄養指導　□ 健康長寿　□ 生活の質（QOL）
- □ 地産地消　□ コミュニケーション　□ マネジメントサイクル
- □ 聴く姿勢

1 栄養教育に求められるもの

（1）栄養指導から栄養教育へ

　現在，日本は長寿社会である．日本人の平均寿命を知っているだろうか？　令和4（2022）年の調査では，男性は81.47歳，女性は87.57歳である．平均寿命は世界のトップクラスで，とくに女性は昭和60（1985）年から世界のなかでも最長寿である（図1.1）.

　私たちは死ぬまで健康でいたいと願い，**健康長寿**を目指している．しかし，図1.2にも見られるように，国民の医療費は毎年増大し，平均寿命と健康寿命には依然として差が見られ，これは日本をはじめとする先進諸国の悩みとなっている．生活習慣病をなんとか減らし，健康寿命を延ばすことが私たちの大きな課題である．

ワンポイント

平均寿命と健康寿命

平均寿命とは，現在の死亡状況が将来にわたって続くと仮定した場合，0歳での平均余命（その後何年生きられるかという予測値）のことをいう．国や地域の医療，衛生水準を示す指標として用いられる．

健康寿命とは，WHO（世界保健機関）が2000年に提唱した新しい指標．平均寿命から，病気，認知症などによる介護期間を差し引いた自立した生活ができる期間のこと．2022年の統計では，日本人は男性72.6歳，女性75.5歳でともにトップである．

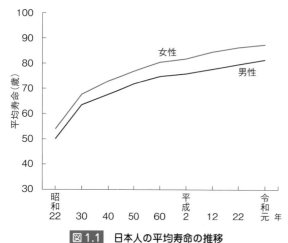

図1.1 日本人の平均寿命の推移

平成12（2000）年までと平成17（2005）年は完全生命表による．昭和45（1970）年以前は，沖縄県を除く値である．
厚生労働省，日本人の平均余命，令和元年簡易生命表より著者作成．

図1.2 国民医療費と対国民所得，国内総生産の比率

資料：厚生労働省，「国民健康保険医療給付実施調査」．

そこで，栄養教育に大きな期待が寄せられている．従来使われてきた「**栄養指導**」と，新たに用いられるようになった「**栄養教育**」とはどこが変わったのだろうか．「栄養指導」は目的に向かって教え導くということ，一方，「栄養教育」は教え育てるということになる．

「栄養指導」は，健康を維持するため適正な栄養摂取を促し，栄養状態によるゆがみを正すよう，食生活に改善方法を見いだし，問題解決に向けて実施するための手段，方法を示すことであった．

一方，「栄養教育」では，**生活の質（QOL）**を高め健康長寿が実現するよう，栄養のみならず健康の見地から，よりよい食生活を目指す．一方通行的な技術指導や栄養知識の伝達を行うのではなく，対象者との交流を通し，対象者自らの**行動変容**を促し，国民の健康増進，福祉の向上を目指すものである．

大切なことは，対象者をよく理解し，対象者が行動変容の意欲を高めるような働きかけができるよう，栄養士自身が視野を広げ，学んでいくことである．栄養士自身が学んで得た感動や喜びを対象者にも伝えていくようにしたい．

 ワンポイント

QOL（quality of life）

「生活の質」，または「人生の質」「生命の質」ともいわれる．その人自身が幸福だと思えるような生活が送れることを目指す．医療における考え方．

 ワンポイント

行動変容

生活習慣などの日常的な行動を，よりよく変化させていくこと．

Key Point　栄養教育とは

○対象者との交流を重視する

○一方通行的な技術指導や栄養知識の伝達ではない

○対象者の行動変容を高めるように働きかける

○栄養士自身が学ぶ姿勢が求められる

(2) 食生活の変遷と社会の背景を見てみよう

　では，何を学べばよいのだろう．対象者を理解するためには幅広い情報を収集する必要がある．まず，食を巡る現在の社会はどんな状況だろうか．少し遡（さかのぼ）った時代から，わかりやすいように図1.3にまとめているので，ながめてみよう．

　① 食に関する世の中の動き，② 健康・栄養状況，③ 健康・栄養行政，の3つの分野の関連を考えながら見てみると，食を中心としていろいろな事件が起こったり，法律が変わっていたりする．社会が変わり，食生活も変わる，病気の考え方も変わっていることがわかる．

　また，これよりもっと以前の食の歴史も調べると，さらにいろいろなことが見えてくる．

(3) 生命体のダイナミクス性

　私たちのからだは，日々摂取するさまざまな食からつくられる．食べた

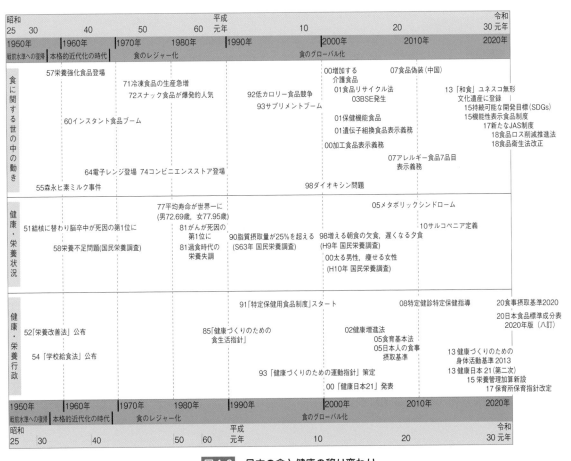

図1.3　日本の食と健康の移り変わり

考えてみよう　調べてみよう

●生活習慣病の考え方が導入された背景を考えてみよう．

●食事バランスガイド（p.65参照）を見て，あなたの家の食生活の様子を調べてみよう．

●和食と洋食，その区別はいつごろからあるのだろうか．

●私たちが一日3食の食事を摂るようになった時代は，いつごろからだろう．

●「日本型食生活」が話題になったが，「日本型食生活」とはどのようなものか，調べてみよう．

ワンポイント

地産地消
地域で生産された食品などを，その地域で消費すること．

もの以外から，からだはつくられない．とはいうものの，からだのあり様は，個々の人間の体質や遺伝情報にも大きく支配される．

交通網などが整備されず，情報もあまり得られなかった時代では，人やものの移動が少なく，地元産の食品を食べていた．いわゆる**地産地消**である．現在では，毎日さまざまな食品を食べているように思えるが，一人ひとりを見ると案外食べているものは似通っているといえるだろう．

食べたものがからだをつくり，食べたものからしかからだはつくられない．しかし，同じものを食べれば同じからだができるのかというと，必ずしもそうとはいえない．生命体は工業製品ではなく，生命体それぞれに遺伝情報があり，からだを形づくるたくさんの細胞が精巧に働き，それはそれはダイナミックな動きをするからである．

健康管理は食物の摂取（食べ方など）だけでなく，エネルギーの消費や運動についても考えなければならない．単に食物摂取だけを問題にしていては健康管理は十分に行えない．運動や休養に及ぶ総合的な栄養教育が重要視されている．そのためにも，幅広い知識を備えた栄養士の活躍が大いに期待されている．

考えてみよう　調べてみよう

●健康づくりの3本柱とは何だろう．

●「健康づくりのための身体活動基準2013」を見て，運動実践について考えてみよう．

(4) 多様化する栄養士の仕事にどう向き合うか

　栄養士は専門的な職業だが，やはり時代が進むにつれて要求される仕事の内容も異なってくる．図 1.3 にも見たように，社会は絶えず変化するのでその時代背景に合った仕事ができることが求められる．その要求に応えるために，毎日のニュースや専門分野以外からもたくさんの情報を得て，広い視野で考えられる力が必要である．

　産業が発展した社会では，多くの仕事が「もの」の生産から「ひと」の育成へと変化する．栄養士の業務も，健康を求める多くの人々とのかかわりのなかで，他の職種も交えて行われる（6 章参照）．栄養士一人ではできない．多くの人とかかわって仕事をしていくので，コミュニケーションを円滑に行い，他の職種と連携して仕事を進めていく必要がある．

　あなたは，おいしさや，食べることの楽しさを実感しているだろうか．まず自身の食体験を増やす，すなわちおいしいものを食べ，おいしいものをつくる体験が大切である．人に何かを伝えようとするとき，上手に話したり，見栄えのする媒体を用意することも重要だが，一番大切なことは，栄養士自身が熱心に取り組む姿勢と，自身の体験を通して伝えたい思いをもっていることだろう．

Key Point	多様化する栄養士の仕事

○時代とともに栄養士に求められることは変化する

○コミュニケーションを円滑にし，連携して仕事を進めていく力を磨く

(5) 社会や異分野の情報収集

　あなたは，社会で毎日起こるニュースをどれだけ見ているだろう．対象者のいろいろな状況を的確に判断するためには，新しい正確な情報にたくさん接し，考える力を磨くことが大切である．

　情報を集めるには，新聞や本を読む，インターネットで検索するなど，さまざまな方法がある．偏らないように，いろいろなメディアから情報を得ておこう．栄養士の仕事をするうえで，これまで以上に総合的視野をもつことが求められている．とくに栄養教育の場には広い視野をもつことが必要である（2 章参照）．

　ひと昔前と違って，科学の進歩が著しい今日，メディアの発達も目を見張るものがあり，世界各地の情報がインターネットを通じて瞬時に手に入る時代である．基本的な知識を多くもっておくと，栄養教育の場に立つあ

 ワンポイント

**マスメディアと
ソーシャルメディア**

・マスメディア
　テレビ，ラジオ，新聞，雑誌などプロが発信する情報．

・ソーシャルメディア
　ホームページ，ブログ，Fascebook，YouTube など．プロでなくても素人でも情報を発信することができる．

なたを助け，役立つことだろう．

　情報社会の今日，新しい知識や考えが次々と提案され更新される．学んだことは常に検証していくようにしよう．大学でしっかり学んだうえで，新しい情報を取り入れ，栄養教育を行うようにしていくことが重要である．

2　栄養教育の基本と心構え

（1）栄養教育の目的をしっかり見きわめる

　栄養教育は対象者の生活の質（QOL）の向上を目指すものである．そのための目的をしっかりもって実施計画を立てなければならない．また，食事内容の改善や生活行動の是正は，対象者の心身のよりよい状態へつながる手段であり目的ではない．理想的な生活改善が，必ずしも対象者にとっての生活の質（QOL）の向上につながるとは限らない．その人（クライエント）にとって何が幸せだと感じる生活なのかをしっかり見きわめて，栄養教育の実施計画を立ててゆくことが大切である（図1.4）．

　栄養教育は，集団を対象としたものと個人を対象としたものに分けることができる．幼稚園や学校，地域や企業などでの集団を対象とする場合と，個人それぞれを対象に実施する場合では目標設定や実施計画内容が異なる．

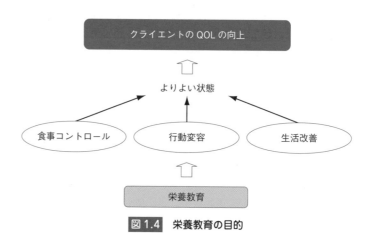

図1.4　栄養教育の目的

(2) 集団教育の方法と実践

　集団を対象に，健康づくりや疾病予防を目的とした栄養学の知識や知っ
ていてほしい健康情報の提供，また，一般に身につけていてほしい健康行
動の実践の仕方など，多人数を一度に教育する方法である．短時間に多く
の人に情報提供をすることができるので効率がよい．また，集団で行うこ
とでよい意味での競走心や相互協力などが得られ，互いに影響し合いより
高い教育効果が得られる力（**グループダイナミクス**）が働くともいわれて
いる．

　6～8人程度の小集団（グループ）で，自主的に討論したり，意見を述
べる参加型学習や，自分たちの問題について自分たちで解決案を検討し合
う問題解決型学習法などは，参加者の学習意欲を向上させる方法としてよ
く用いられている．

　また，同じ目的をもった人々が集まることにより教育効果が上がる支援
方法を**ピアサポート**といい，対象者同士の理解度が高く，参加目的やニー
ズが近いことから相互協力や励ましの効果が高いといわれている．その他，
調理実習や役割を演じて体験する**ロールプレイング**などがある．

　集団への栄養教育を行う場合も，その集団や施設，地域や企業の教育目
的をしっかり把握することが大切である．主催者から事前に十分な情報を
得て，実施計画に反映させることが必要になる．どのような教育方法が実
施目的に適しているか，いろいろ考えてみるとよいだろう（表1.1）．

表1.1 集団指導例

集団	対象	テーマ	目的
保育所	年長5，6歳児	なんでも食べれるもん！	小学校給食に向けての準備
小学校	低学年（1，2年）	からだをつくる赤黄緑の食品	食べ物を選ぶ力を身につける
保健所	地域高齢者	元気 DE うおーきんぐ	寝たきり予防
企業	従業員	安全衛生大会（健康づくり）	生活習慣病予防

(3) 個人教育の方法と実践

　近年では，健康情報もメディアにより容易に手に入れることができる．
またさらに食生活の多様化によって，一人ひとりのニーズもさまざまであ
る．これら，一人ひとりの問題点を解決してゆく手段として個人指導が行
われる．食行動の変容には時間が必要であり，継続的なサポートが大切と
なる．個人指導では面談をはじめ，電子メールや電話などを活用して継続
的支援が行われている．また，面談ではカウンセリングの技術により，一

ワンポイント

カウンセリング
相手の話をよく聴いて思いを引
き出す面談方法．

カウンセラー
カウンセリングをする人．

クライエント
カウンセリングを受ける人．

 ワンポイント

ロールプレイング
グループ学習の方法の1つ．何
人かに役割を与え，演技後，そ
れらを材料にして討論を行う．

 ワンポイント

6.6討議
6人が1分ずつ意見を述べてゆ
く討議法．6人程度が意見がい
いやすく，偏りにくいといわれ
ている．盛んなディスカッショ
ンが蜂の羽ばたきの音に似てい
ることから，バズセッションと
もいう．

人ひとりのニーズに応じた栄養教育が行われるようになった.

(4) 計画(Plan), 実施(Do), 評価(Check), 改善(Act)

　栄養教育は, しっかりとした教育目標のもとで実践計画を立て, 教育を実施し, その教育効果を評価し, 改善点を次回の実施計画に組み入れ新たに計画を立て, 実施を繰り返す. このように繰り返しながらより効果的な実施計画を実践し, 最終目的を達成することを **PDCA（マネジメント）サイクル**という（図1.5）.

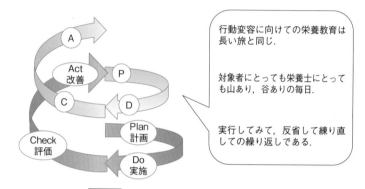

行動変容に向けての栄養教育は長い旅と同じ.

対象者にとっても栄養士にとっても山あり, 谷ありの毎日.

実行してみて, 反省して練り直しての繰り返しである.

図1.5　PDCA（マネジメント）サイクル
厚生労働省, 実践的指導実施者研修教材, p.109 を参考に作成.

③　聴く姿勢を身につけよう

　栄養教育は, 対象者となる人々に「よりよい食事の情報」を提供することでもある. しかしながら, 情報であれば何でもよいというわけではない. 対象者の状態やニーズに応じた情報を的確に伝えなければならない.

　そのためには, いかに対象者から必要な情報を得られるかが重要である. 初対面の対象者が栄養士に好感をもって自分のことを表現してくれるかがポイントとなる.

(1) 初対面の印象が重要

　人間は出会った人の印象のほとんどを, 初対面で決めてしまうといわれている. また逆に, 人は見かけによらないという言葉もあるように, 初対面の印象がよくなくても, ゆっくりと時間をかけて相手を知ることで, より豊かな人間関係を築ける場合も多い.

　栄養士が対象者に栄養教育を行う場合, 初対面がほとんどである. ゆっくりと時間をかけて人間関係をつくるゆとりと時間はないだろう. また, どれほど大切な情報を伝えたくても, 対象者が栄養士を受け入れてくれな

くては何も始まらない.

　食に関する話題は好みの問題であり，好き嫌い，個人情報そのものである，できれば食べることについて誰にも指図されたくないのが本音ではないだろうか？　「何かお手伝いできることがあればご相談ください」という支援者としての思いが伝わる笑顔で，初対面の対象者を迎えよう.

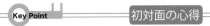

Key Point　　　　　　初対面の心得

○笑顔で迎える

○お会いできてうれしいことを伝える

○ここまで来て下さったことの感謝を伝える

(2) まず対象者の話を聴く姿勢が大切

　栄養教育を受けに来た対象者が，何を望んでいるのか把握することが大切である．初対面ではなかなかわかりにくく，またいくら事前に情報収集をしていても，会って話してみなければわからないことはたくさんある．まず，「おからだの調子はいかがですか？」「なかなか思うようには進みませんよね」「何か，不安なことはありませんか？」など，対象者が話したい内容へつながるように，対象者が自分のことを話し始めてくれるように，「あなたのお話をうかがいたいのです」という姿勢で接してみよう（**傾聴**）.

　どんなに豊かな知識をもっていても，対象者が望まない内容の話では意味がない．かえって逆効果である．人はだれでも自分の知っている知識は伝えたいし，話したいものである．聴きたくない話を一方的に話されて嫌な思いをした経験はないだろうか．対象者も同じ気持ちである．対象者の話したい気持ちや聴いてほしい気持ちを尊重し，すべてを受け入れる姿勢で話を聴くことが大切である．対象者の知識が誤っていても，それは違う！と思っても，まず対象者の話を聴いてみよう．しっかりと目線を合わせて，「私は真剣にあなたの話を聴いています」という姿勢を示そう.

　また，うなずきや相づちを上手に使いながら聴こう（**受容**）．さらに，聴きながら対象者が最も何に悩んでいるのか？，何を知りたいのか？，どんな答えを望んでいるのかを読み取り，どのような内容の教育や行動が必要かを導き出してみよう．聴き上手こそ，本当の話し上手になれるのである.

ワンポイント

傾聴

カウンセリング用語．相手の話を，しっかりと耳を傾けて聴くこと.

ワンポイント

受容

カウンセリング用語．相手の話の内容を否定せず，すべて受け止めること.

4 楽しいコミュニケーションとは

(1) 楽しい会話と楽しくない会話

コミュニケーションの基本となる「会話」にもいろいろなケースがある.

楽しくて時間を忘れてしまう会話と楽しくない会話では，どこが違うのだろうか.

楽しくていつまでも話していたいのは，次のような場合が考えられる.
・相手と話が合う（共通の話題がある）
・相手が自分の話を一生懸命聴いてくれる
・こちらの目を見て話をしてくれる
・自分の話に，うなずきながら聴いてくれる
・自分の話を否定しないで，受け入れてくれる

反対に，楽しくない会話とはこのような場合ではないだろうか.
・相手が自分の話を聴いてくれない
・こちらの視線と合わせようとしない
・いいかげんな相づちを打つ
・「でも」「だって」と，相手の話に割って入る
・自分の話ばかりする
・相手の欠点ばかりを指摘する

人は人と会話を楽しむなかで嬉しいことや悲しいことを互いに共感し合い，気持ちを前向きにできたり，やる気がでたり慰められたりするものである. 会話とは相手に自分のことを知ってほしい，または相手のことを知りたいという行為である.

栄養教育における会話の目的は，「相手の食生活に関する情報を得る」ことである. 対象者に自分のことをよりたくさん話してもらうことが大切であり，対象者の心を開いてもらわなくてはならない. そのため栄養士が身につけるコミュニケーション技法は，相手の目を見て，一生懸命聴く，

相手の話を否定せずに受け止める姿勢である．自分の話ばかりしたり，欠点を指摘ばかりしていては対象者も楽しくない．楽しくなければやる気も起こらず，結果的に教育効果は上がらない．私たち自身も日常会話の楽しさを心得ておこう．

(2) 会話を楽しむ栄養教育を目指そう

栄養教育の場での栄養士は，指導者や先生という立場に立つことも多い．しかしながら，指導しなくては，あるいは間違いを正してあげなくては…という思いが先走って考えすぎると，つい相手の欠点を探し出して指摘したり，知識や理論を押しつけたりしがちになる．これは経験の浅い場合によく見られる．対象者の話を聴く前に何かいわなくちゃ！　と焦る気持ちが前にでてしまう．

栄養教育の現場にあっても知らないこと，わからないことがでてくるかもしれない．そんなときも対象者が何を望んで来られたのか，きちんと向き合って，わからないことはよく聴いて，栄養士自身も会話を楽しみながら対象者と一緒に考えることで答えが見えてくることも多い．栄養教育では，あせらず，落ち着いて対象者とのコミュニケーションを楽しむことも大切である．また，ふだんからいろんな人と会話をする経験を積んでおくとよいだろう．

Key Point　楽しいコミュニケーションとは

○相手の目を見て話をしよう

○「そうですよね」と受容しながら聴く姿勢が大切

○知識を教えようとはしない

5　楽しさを伝える栄養教育

(1) 食べることは幸せなこと

私たちが日々生きるために食事を摂ることは「楽しい」ことであって，決して苦痛ではない．たとえば，運動のあとにのどが渇いて飲む水は，とてもおいしく気持ちのよいものである．一生懸命働いたあと，またおなかが減ったときに食べるおにぎりは，幸せな気持ちを与えてくれる．

人は飢えから身を守るためにも，食べ物で食欲を満たされたとき幸せを感じるようにつくられている．ストレスの多い現代社会では，疲れたとき

積極的沈黙

カウンセラーの質問にクライエントが回答を考えて黙っている間を積極的沈黙という．カウンセラーは次の質問をすることなく，待つことが大切である．

の甘いお菓子，ほっと温まるお茶など心の癒しとなる食もある．食はからだと心を幸せにする力をもっている．

(2) 食生活の改善は楽しくないか？

　ときとして，栄養教育では対象者の望まない食生活を勧めなければならないこともある．漬け物とみそ汁を毎食摂ることが習慣になっている高血圧の高齢者への塩を減らす薄味教育や，お酒と宴会でストレスを発散して毎日を楽しく過ごしている過体重の壮年男性への節酒節食の勧めなどである．多くの人は食事制限をされると，好きなものが食べられなくなると考えてしまう．それゆえに，自己流の食事でさらに健康状態を悪くすることも少なくない．

　食生活の改善は本当に楽しくないことなのだろうか？　薄味の教育に漬け物やみそ汁を禁止するばかりではなく，たとえばりんごのデザートを漬け物の代わりに勧めてみる．宴会の献立を和食にすればエネルギー量を減らすことで減量できるかもしれない．対象者によっては「それなら楽にできる」と思えるかもしれない．その人のできること，やりたいことを一緒に考え，少しでも食生活改善が楽しくできるように考えよう．

(3) 食べることの楽しさを守る

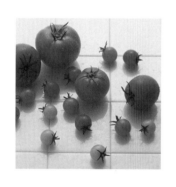

　食習慣は，1日や2日でできるものではなく，長い間その地域や家庭，個人によってつくられてきた食の歴史ともいえるものである．その習慣を栄養教育によって劇的に変えることは難しい．だからこそ対象者の思いや生活を聴き取り，その人その人の生活のなかからできることを探して目標とすることが大切である．対象者自身がしたいことを最優先に進め，栄養士はそれらの行動変容をサポートする．どうすれば，食べることの楽しさを維持しながら，食の偏りを是正することができるか，対象者と一緒に考えることが健康的食生活を継続するための近道である．

> **Key Point**　　**楽しさを伝える栄養教育**
> ○食べることが楽しいのは自然の行動である
> ○食生活改善は対象者ができることを勧めよう
> ○楽しくできる改善提案こそ継続への近道である

考えてみよう　調べてみよう

● 保育所での集団教育の目的とテーマを考えてみよう．

● 初対面の挨拶で相手が話しやすいことばがけをしてみよう．

● 会話が楽しいときと楽しくないときの状況を話し合ってみよう．

● 食生活を楽しく改善できるプランを話し合ってみよう．

◆ 演 習 ◆

1 高齢者の増加（長寿社会）を身近に感じるのはどんなときですか？

2 スローフードとは何ですか．

3 フードファディズムはどんなことでしょうか.　　　　　　　　　→ 4 章も見てみよう

4 平均寿命，健康寿命について考えましょう.　　　　　　　　　→ p. 1 参照

5 地産地消の例をあげてみましょう.

6 栄養教育の真の目的とはどのようなことですか.　　　　　　　→ p. 1 ～ 3 参照

7 集団指導の長所と個人指導の長所を比較して説明してみましょう.　　→ 7 章も見てみよう

8 初対面で大切なコミュニケーションのとり方はどんなことですか.　　→ 2 章も見てみよう

9 対象者の話を聴くときに大切なことはどんなことですか.　　　　→ 2 章も見てみよう

10 食べることが楽しいときはどんなときか考えてみましょう.

2章

行動変容へ導くためのテクニック

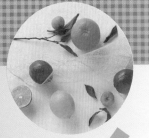

········· CHAPTER GUIDANCE & KEYWORD ·············

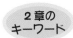

2章で学ぶこと

●健康行動へ促すための行動理論の基礎を学ぶ.

●対象者の思いを引き出すカウンセリング技術と話し方を学ぶ.

●行動変容へつながる目標設定のための方法論を学ぶ.

2章のキーワード

☐ 行動変容　☐ 保健信念モデル（ヘルス・ビリーフ・モデル）

☐ 行動変容段階モデル　☐ カウンセリング　☐ ラポールの形成

☐ ブロッキング　☐ 開いた質問　☐ 閉じた質問　☐ 健康行動

☐ 行動療法技法　☐ セルフモニタリング　☐ 刺激統制法

☐ オペラント条件づけ法　☐ モデリング　☐ アサーション　☐ コーピング

---

① 対象者自身が変わる心構えを支援する

（1）行動変容とはどういうことだろう

　私たちはそれぞれに好みの食生活や生活リズムをもっている. その生活習慣が健康に大きな影響を与える. これらの日常行動が変わることを**行動変容**という. 栄養教育における行動変容とは, 生活習慣に偏りや病気になると考えられる危険因子があった場合, その日常行動を将来の健康へつなげるために対象者が自発的に改善してゆくことをいう.

　栄養士の役割は, 面談をすることにより, 対象者自身に食生活や健康についての日常行動の偏りに気づいてもらい, より健康的で, 幸福な生活を

送るための努力を支援することである.

　そのためには，対象者自身が自分の生活習慣を振り返り，「ここは，改善したほうが自分のためになる」と気づくこと，また「これなら実行できる」という自主的な思いが生じることが大切である.

　栄養士が，熱心に改善の必要性を語ることよりも，対象者が自分自身で行動を変えてゆく姿勢こそが「**行動変容**」につながるのである.

> **Key Point**　　　　　　　　　行動変容とは
>
> ○日常的な習慣的行動を改善することである
>
> ○栄養士は対象者の気づきを支援する
>
> ○行動変容には対象者の自主性が大切

　この行動変容は，簡単なようで実は非常に難しい．人の行動様式とは，生まれてきてからの文化や習慣，養育歴や生活環境などにより，長い間かかってつくられたもので，その人自身が慣れ親しんできた習慣である．習慣とはある意味の「癖」であり，なかなか変えられないものである．しかし，また習慣は生活環境によってつくられた後天的なものなので，ゆっくり時間をかけて変えようという対象者の思いがあれば，時間はかかるかもしれないが新しい習慣を身につけることはできるものである.

　人の行動は，生活環境や周りの人々との関係からつくられる．食習慣であれば，食事をとる時間や場所，つくる人は誰か，買い物をする場所は便利な所か，経済状態また身体の健康状態，家族関係，仕事の内容や社会的立場など，さまざまな関連する要因があげられる．食事の内容だけ聴いていては，行動変容のポイントは見えてこない．その人の行動が，何によって決められているのか，じっくり聴き取ることが大切である.

> **Key Point**　　　　食習慣は何で決まるのだろう
>
> ○小さいころからの偏食傾向や好み，生活習慣
>
> ○それぞれの家庭の食習慣や生活習慣，家族の嗜好
>
> ○経済状況，生活環境，仕事や友人などからの影響

(2) 栄養教育に活かす行動理論

　人の行動を生活面だけでなく，精神的な面や社会的側面などから総合的にとらえ，どうすればコントロールできるかについて科学的に理論づけることを，**行動科学に基づいた行動理論**という．近年では，栄養教育においてもこの行動理論に基づいた考え方が積極的に導入されている．つまり，改めたい食行動が，いつ，どこで，どのような状況で起こっているのかを

知ることにより，理論に基づいた具体的な行動変容の栄養プログラムを提案することが必要とされているのである．

① 保健信念モデル（ヘルス・ビリーフ・モデル）

保健信念モデルとは，健康信念モデルとも訳され，社会教育理論から応用された理論である．人の行動は，その人を取り巻くさまざまな環境のなかで，その人自身が病気や不健康な行動を脅威（危険）と感じるかどうか，不健康な行動習慣を変えることが得なのか，損なのかを天秤にかけて考えて決定されている．健康行動をとったほうが自分にとって利益があるといった判断が生じて，はじめて健康行動への行動変容が起こる，という考え方である（図2.1）．このままの不規則な生活を続けたら病気になるかもしれないという状態を**罹患性**という．また不規則な生活の結果，病気になったら，生活や仕事に影響がでてしまう．仕事ができなくなったら大変なことになる，という状態を**重大性**という．その予測のなかで健康行動を始めることは面倒で，時間がない，格好悪いなどのマイナスイメージを**障害性**といい，健康行動を始めたことにより，病院へ行く時間が減って自由に使える，周囲から期待される，家族が喜ぶなどのプラスイメージを**利益性**という．

しかし，長い間培われてきた習慣を変えることは，一人ではなかなか難しい．仲間や家族の協力や励ましが，やる気のきっかけになったり，意欲の向上につながったりする．栄養士も専門職として，その人の生活習慣に合った具体的な予防行動の提案や，「あなたならできますよ！」「いい感じで続けられそうですね！」といったように，対象者が自分にもできるという自己効力感をサポートできるメッセージを伝えられるように，ことばの

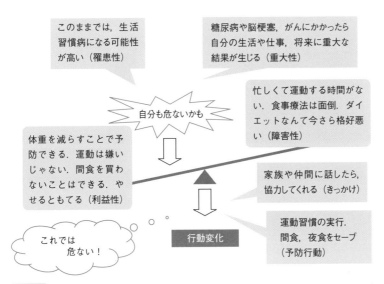

図 2.1 保健信念モデル（ヘルス・ビリーフ・モデル，Health Belief Model）
京都大学大学院医学研究科 社会健康医学系専攻 社会疫学分野 木原雅子准教授 作.

引き出しを増やしておこう.

② 行動変容段階モデル

　行動変容段階モデルとは，対象者の健康行動への意識を 5 つの段階に分けて，どのあたりにあるかを見きわめて，その段階に応じたサポートをすることが行動変容へつなげるために効果的である，という考え方である.

　6 か月以内には行動を変えるつもりのない段階を**無関心期**といい，まずは行動変容よりも，興味をもってもらうために情報提供を行うことから始める段階である. 次に，6 か月以内には行動を変えようと思っているが，具体的にどうすればよいかわからない段階を**関心期**という. また，1 か月以内に実行に移したいと思っているが，きっかけや何らかのサポートをほしいと思っている段階を**準備期**という. 関心期や準備期の人には，いつ，何を，どのように行うかを具体的に提案し，やる気を促すための励ましや支援が必要とされている（図 2.2）.

　また，実際に取り組み始めていて，継続期間が 6 か月未満を**実行期**といい，継続できるよう，また途中で脱落しないように，やはり励ましや支援が必要とされる. 6 か月以上継続している人は，行動変容が維持していると考える**維持期**となる. 維持期では，お盆やお正月などの年中行事や結婚式や告別式などの冠婚葬祭，旅行や風邪などでの生活の乱れの調整など，応用的な対処法などをサポートしてゆく.

　たとえば，まったくやせることに興味のない人に，いきなり運動や食事制限をしましょうといっても聞こうとしないだろう. まずは，健康づくりの行動は，あなたにとってこういうメリットがありますよ，と知らせることから始めよう. その人その人の段階にあわせて，1 つずつクリアしてゆくことで，最終的に健康行動へつなげてゆくのである.

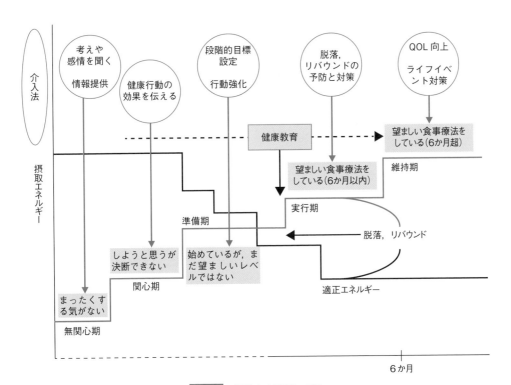

図2.2　行動変容段階モデル

http://www.kazoku365.com/feature/index.html より改変して作成.

③ 行動意思理論

　行動意思理論とは，行動にはその行動を起こそうとするやる気が必要である，その行動を起こそうとするやる気は，自分自身が誰かの期待に応えたいという思いであり，その行動の結果，喜んでもらいたいという思いから行動を起こすという考え方である（図2.3）．

　この実行へつながるやる気のことを**行動意図**といい，本人がある人の期待に応えたいという思いを**主観的規範**という．たとえば，子どもがお母さんにほめてもらうために「勉強する」「スポーツを頑張る」や，彼女の期待に応えたいから，仕事で成果を出すために努力をする，などがこの例にあてはまるだろう．栄養教育における減量行動を促すためにも，「自分自身の健康のため」よりも「誰かに期待されている思いに応えたい」ほうが成

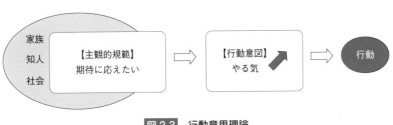

図2.3　行動意思理論

功する場合も少なくない.

④ 社会的学習理論，社会的認知理論

社会的学習理論とは，人の行動とは，他人の行動を観てまねることから形成されるという考え方である．子どもは親の行動をまねることで生活習慣を形成してゆく．先輩の行動をまねすることで技術が身についてゆく，など思い当たることはたくさんある．実際に経験して習得するものとは違う学習理論であり，**モデリング学習**という．

社会的認知理論とは，自分がどれくらいできるだろうかという予測を立て，これならできるだろうという思いで実行に移すという考え方である．この予測を立てることを**認知**といい，これならできるという達成予感や自信のことを**自己効力感（セルフ・エフィカシー）**という．

栄養教育の場では，ことばの指示だけでなく，対象者の行動のモデルになるように，イメージできるような手本を紹介する．たとえば，実際に減量に成功した人の行動事例や似た症例の努力例など，より具体的なモデリングを提供することも効果的である．いろいろなケースを学んでおくとよいだろう．

⑤ ソーシャルネットワーク

行動変容には，社会環境や社会的な人間関係が大きく影響するという考え方である．一人では難しいことも，周囲の励ましや共感できる仲間の存在がやる気にさせてくれる．家族，地域，職場での相互支援を広汎的に活用することも，栄養教育にとって必要なことである．減塩ポスターや食事バランスガイドの紹介，メタボリックシンドローム予防の広報なども大切な**ソーシャルネットワーク**につながる社会的活動である．

行動科学における行動理論には，他にもたくさんの考え方がある．しかし，人の行動は人それぞれの生活背景や社会環境によるものであり，それが個性というものをつくっているともいえる．人の行動とは1つの理論だけで決められるものではない．栄養教育において行動理論を活かすためにも，1つの考え方に偏ることなく，対象者の個性や考え方を理解することにより，いくつかの理論を利用したり，応用してゆく心構えをもつことが大切である．

(3) 栄養士自身も変わる心構えをもとう

行動を科学し，行動変容するといっても一朝一夕にできることではない．対象者の不適切な食生活を改善したくて対象者の生活習慣の粗さがしをしてはいないだろうか？　行動変容を起こそうとして目標や改善提案を押しつけてはいないだろうか？

人の行動を変えたいと思うなら，栄養教育を行う栄養士自身も対象者の

行動を肯定することが必要であり，考え方や行動を柔軟に対応してゆく技術が必要である．栄養士が正しいと考えていることが，対象者にとって正しいとは限らない．対象者の**生活の質**（QOL）を尊重して支援する気持ちを忘れないようにしよう．

Key Point ── 栄養士としての心得

○対象者の意見をすべて受け入れて理解する

○対象者が何を望んでいるかをしっかり聴き取る

○対象者の思いを大切にする

2 コミュニケーションの楽しさを活かすカウンセリング技法

(1) カウンセリングを学ぼう

カウンセリングとは，相手の気持ちや思いを聴くことによって問題点を引き出す技法である．栄養カウンセリングでは，「話してもらうこと」によって食生活の悩みや課題を引き出し，食教育や栄養指導に活かしてゆく．

まず，対象者に自分自身の食生活についてできるだけ自由に話してもらうことが大切である．初対面でも，気楽に話せる雰囲気づくりを心がけ，対象者が自然に食に対する気持ちを話せるようなカウンセリング技術を身につけよう．その第一歩として，明るい笑顔で対象者を迎えることから始めてみよう．

Key Point ── カウンセリングを学ぼう

○カウンセリングとは相手の話を聴くこと

○話のなかから問題点を引き出す

○初対面のイメージが大切！　笑顔で迎えよう

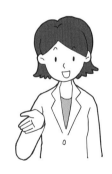

(2) 専門用語に慣れよう

カウンセリングでは，面談を行う人を**カウンセラー**という．たとえば栄養教育の場合は，栄養士がカウンセラーとなる．また，カウンセリングを受ける側，教育や指導を受ける人を**クライエント**という．

まず，カウンセリングでは，互いに最初に会って本題に入るまでの初対面のイメージや雰囲気づくりが大切となる．対象者が話したい気持ちになれるかどうか，カウンセラーがクライエントの信頼を得られるかどうかが，

ワンポイント

専門用語に慣れよう
・栄養カウンセリングでは，カウ
  ンセラーとは，栄養士のこと．
・クライエントとは栄養相談に
  来られた対象者のこと．クラ
  イアントともいう．
・ラポールの形成とはカウンセ
  ラーとクライエントの信頼関
  係．

カウンセリングでは最も重要になる．明るい声のトーンや，ゆっくりした話し方や態度，にこやかな笑顔が大切なことはいうまでもない．「この人なら安心して話ができるかもしれない」という気持ちをもってもらえるような信頼関係をつくることを**ラポールの形成**といい，カウンセリングがうまく進むかどうかのポイントになる．

（3）ことばに表せるメッセージと表せないメッセージ

人は「ことば」を使って，自分の意志を相手に伝えている．しかし，ことばだけで，自分の思いをほかの人に伝えるのは難しい．

実は，私たちは「ことば」だけで意思を伝えたり，理解したりしているのではなく，ことば以外の方法でも，相手に自分の気持ちを伝えているのである．それがことばで表せないメッセージである．相手の様子やしぐさ，声の高さや強弱などで，話さなくても気持ちがわかることがあるだろう．

「目は口ほどにものをいう」といわれるように，視線や眼力で，その人がやる気があるかどうか，興味があるかどうかがわかるという．「ことば」に出さなくても相手の目を見れば，その人の気持ちがわかるというのである．もし「嫌だ」といわれていても，目がにこやかに笑っていれば嫌がっているとは思わないし，逆に「嫌だ」といわれなくても，にらまれたら「嫌がっている」と感じるだろう．

このように，私たちは，日常生活のなかで，相手の姿勢やしぐさ，声の高低や強弱，視線などから，ことばで表せないメッセージを読み取って行動していることが多い．身近なメッセージについて，みんなで話し合ってみよう．

述べてきたように，人と人のコミュニケーションには「ことばで表せるメッセージ」と「ことばに表せないメッセージ」がある．ことばによるメッセージを言語メッセージといい，ことばによるコミュニケーションを

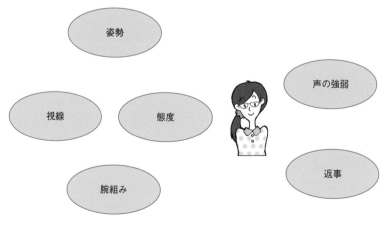

「ことばに表せないメッセージ」とは？

ことばに表せない，メッセージの例

様子	メッセージ	様子	メッセージ
視線を合わせる	興味がある	視線を外す	探られたくない
腕を広げる	相手を受け入れる	腕を組む	拒絶する，威嚇する
大きな声	自信がある	小さな声	自信がない
明るい返事	積極的受容	暗い返事	消極的受容
時計を見る	時間を気にしている	髪をいじる	興味がない

バーバルコミュニケーションという．また，「ことばに表せないメッセージ」を非言語メッセージといい，ことばに表せないコミュニケーションを**ノンバーバルコミュニケーション**という．

　私たちは，日常生活で，どちらをより多くコミュニケーションの方法として使っているだろう．

　日本社会には，自分の意思や意見は押し出さずに，周りの人を立てるという礼節を重んじたコミュニケーション文化がある．また，欧米などは，自己表現が優先される積極的なコミュニケーション文化である．

　その欧米でも，ことばによるコミュニケーションは30%程度といわれ，しぐさや様子，声の強弱などによる「ノンバーバルコミュニケーション」が70%を占めるといわれている．日本ではさらに，ことばによるコミュニケーションの割合は低くなり，15%程度といわれている．

　すなわち，日本人は，85%が日常生活をことばで表せない「ノンバーバルコミュニケーション」により社会生活を送っているということになる．日本人にとって，ことばで表せないメッセージは人間関係を円滑に行ううえでとても大切なコミュニケーション方法となっている．

> **Key Point** ─ コミュニケーション
> ○言語メッセージと非言語メッセージ
> ○バーバルコミュニケーションとノンバーバルコミュニケーション
> ○ことばで表さないコミュニケーションが大切

(4) ことばの裏側を読み取る

　「ことば」に表されない表現方法でのコミュニケーションが重要となる私たちの生活では，食行動を変容するための栄養教育においても，対象者の非言語メッセージを読み取ることが大切となる．

　対象者のことばにならないメッセージを受け取ることで，対象者のニーズや食生活面での問題点を探り出すこともできる．カウンセリングは，初対面の人から20〜30分程度で相手の思いを引き出し，支援計画や行動目

行動変容へ導くためのテクニック

標を設定しなければならない．はじめから自分のことを正直に，すべて話してくれることは少ない．しぐさや様子から，クライエントのことばの裏側の本当の気持ちを読み取る話の聞き方や問いかけ方などの技術を身につけることが大切である．

カウンセリングに来られたクライエントが笑顔で帰れるように，思いを受け取るカウンセリング技法の基本を学ぼう．

(5) カウンセリングの 4 つの基本姿勢

カウンセリングは，相手の不安や悩みはどのようなものか，また，自分自身はどうしたいのかなど，クライエントの思いやことばにできない心の声を聴き，どんなことならできるか，どうすることが効果的なのか，クライエント自身のより良い生活のためにはどのような支援ができるかを一緒に考えることである．ここでいかに，クライエントが思いを話せるかがカウンセラーの技術の問われるところである．効果的なカウンセリングを進めるにあたって，「**4 つの基本姿勢**」を次に紹介しよう．

① 観察

面談場所に入ってくるところから心を配ることが大切である．時間の守り方，ノックの仕方，声の調子や視線，座る位置など，クライエントを取り巻くすべてがカウンセリングの情報となる．

クライエントのしぐさや様子をしっかり見ることで，ことばに表せないメッセージが聴こえてくるだろう．たとえば，栄養の指導を希望して来られたのか，仕方なく来たのか，健康に対する不安は本当にあるのか，実はそれほど気にしていないのか，自分自身の食生活や生活習慣を変える気持ちはあるのか，などである．ここでの観察で，行動変容段階モデルのどの期にあるかをつかむことができるだろう．

② 傾聴

まずは，クライエントのすべてのことばを受け入れて，肯定的に聴く姿勢をもつことである．クライエントのことばを否定したり，中断したりすることなく受け入れよう．もしクライエントが間違ったことを訴えても，ブロッキングしたり，修正したりせず，まず訴えをすべて聴くことが大切である．修正があれば，あとで知識や情報として伝えよう．

③ 確認

これは，相手のことばを繰り返して確認することである．同じことばでも聴いた相手によって，とらえ方は違うものである．「赤いもの」という同じことばを聴いても「トマト」を連想する人もいれば，「郵便ポスト」を連想する人もいる．同じことばを話しても，同じ意味で通じているとは限らない．また聴き間違いもよくあることである．正しく互いが共通した理解で話をするためにも，自分が聴いたことばはこれで正しいですか？　と，

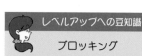

レベルアップへの豆知識

ブロッキング

相手の話を途中でさえぎることを「ブロッキング」という．バレーボールのブロックを思い出してみよう．相手の話をブロックをすることは，相手の思いを「聴きません！」という姿勢として受け取られてしまう．「でも」「だって」「それはね」といい返すことばは，カウンセリングでは使わない．柔らかく笑顔でしっかりうなずいて，「あなたの話を聴いていますよ」という思いを伝えよう．

相手のことばを繰り返して**確認**をすることが大切である.

　この繰り返しの技法を**ミラーリング**という. すなわち, 鏡のように同じように繰り返すことである. 私の理解した「ことば」はこのようなことばの理解でいいですか, ちゃんとあなたと同じことを一緒に考えていますか, というメッセージも含んでいる.

　たとえば, ミラーリングの例をあげてみよう.

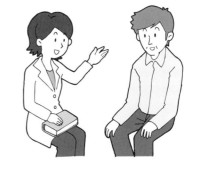

> クライエント：疲れました
> カウンセラー：お疲れなのですね
> クライエント：のどがよく渇くのです
> カウンセラー：よくのどが渇くのですね
> クライエント：食後のデザートはないとだめなんです
> カウンセラー：食後のデザートは必要なのですね

というように繰り返す.

　この繰り返しの「確認」をしながら, クライエントの様子を観察することも大切である.

④ 共感

　共感というと, 「ともに感じる」「相手の気持ちになって考える」ということができる. でも, 考えてみてほしい. 本当に経験や環境の違う自分が頑張れば, 相手の気持ちになれるだろうか.

　がんの患者さんに, がんにかかった経験のない人が本当に相手の不安や恐怖を同じように感じることができるだろうか. 子どもを失った母親に, 子どものいない人がともに悲しみを感じることができるだろうか.

　栄養士が行うカウンセリングにおける「共感」は, 相手の悩みや不安, 生活を一緒になって考えることである. クライエントの不安や悩みは私にはすべてわからないかもしれない. 「もし, 私にできることがあれば, 一緒に考えさえていただけませんか？」, そんな姿勢でクライエントの不安や悩みに寄りそってみよう.

> **Key Point** 　　　カウンセリング基本姿勢
> ○観察：相手のしぐさや様子をよく見る
> ○傾聴：話のすべてを受け止めてしっかり聴く
> ○確認：相手のことばを繰り返す
> ○共感：一緒に考える

(6)「開いた質問」を使おう

　カウンセリングではクライエントの情報を引き出すための質問の仕方が

重要となる.「質問の技法」には,「**開いた質問**」と「**閉じた質問**」がある.

　クライエントの状況,たとえばどんなことがあって,いつどのようなことをしているか,などを知りたいときには

　　いつ（When）

　　どこで（Where）

　　誰が（Who）

　　誰と（Whom）

　　何を（What）

　　どのようにして（How）

という5W1Hで始まる開いた質問が用いられる.

　何を？　どのようにして？　と聞かれると,どうしても口を開いて答えなければならなくなる質問である.これらの「開いた質問」のことを**オープンクエスチョン**という.

　たとえば,オープンクエスチョンで尋ねてみよう.

カウンセラー：朝ごはんは,どのようなものを召し上がりましたか？

クライエント：トーストと紅茶,サラダをつけたハムエッグです

カウンセラー：トーストは何枚召し上がりましたか？

クライエント：2枚です.

カウンセラー：ハムエッグの卵はいくつですか？

クライエント：2つです.

カウンセラー：おいしそうですね（肯定）

というように,内容について具体的に聴き出すことができる.

　逆に,はい,いいえで答えられる質問のことを「閉じた質問」といい**クローズドクエスチョン**という.口を閉じたままでも答えられることからともいわれている.これは誘導的になったり,うなずくだけで,内容が聴き出しにくい質問方法である.

　では次にクローズドクエスチョンで尋ねてみよう.

カウンセラー：朝ごはんは食べましたか？

クライエント：はい

カウンセラー：野菜は食べましたか？

クライエント：はい

カウンセラー：牛乳は飲みましたか？

クライエント：いいえ

となると,内容や分量がよくわからない答えが返ってくることになる.

　もしかすると,クライエントはもっと詳しく聴いてほしいのかもしれな

い．これでは会話がつながりにくく，情報がうまくとれない，またクライエントの思い込みで話が進みやすいのでカウンセリングでは注意したい質問形式である．

　カウンセリングは，できるだけ短時間でより詳しい情報を得ることが大切となる．オープンクエスチョンで口を開いて答えようとする行動は，クライエントがカウンセラーと一緒に考えようとする姿勢につながり，「心が開く」ともいわれている．「オープンクエスチョン（開いた質問）」とは，口が開き，心も開くことにつながる質問技術である．

> **Key Point** ─── 質問の方法 ───
>
> ○「いつ，どこで，何を」を聴く「オープンクエスチョン（開いた質問）」
>
> ○「はい」「いいえ」の回答を得る「クローズドクエスチョン（閉じた質問）」
>
> ○「オープンクエスチョン（開いた質問）」で相手の思いを引き出そう

(7) カウンセリングに適した雰囲気づくり

　カウンセリングでは，場所や机の配置や明るさなどの雰囲気が，いかになごみやすい雰囲気であるかということも大切な条件の1つである．

　たとえば，薄暗い密室の，灰色の事務机で，グレーのスーツを着た，険しい顔の人がカウンセラーだったら，自分の悩みを相談できる雰囲気とはいいがたい．

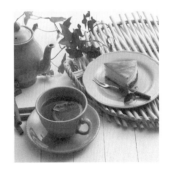

　最近の企業のカウンセリングルームなどでは，クライエントがゆったりとリラックスして，プライベートなことも話せるような雰囲気にするために，ラウンド型のソファやテーブルなどを使い，また柔らかい絨毯を敷き詰め，淡いオレンジ系やベージュなど，やさしい温かな色の壁にしているところが増えている．

　またテーブルの上には，一輪の花と小さなお菓子を添えたよい香りの紅茶，というように話しやすい環境づくりも大切である．また，栄養士が笑顔で迎えることが何より大切だということを覚えておいてほしい．

> **Key Point** ─── 話しやすい雰囲気づくり ───
>
> ○初対面の笑顔がいちばん大切
>
> ○やさしい雰囲気のある部屋づくりを
>
> ○花一輪の心配りが大切

(8) 座る位置と角度

　次に，座る場所について，考えてみよう．友達と二人で話をするとき，どのような位置に座るだろう？　真正面で額を突き合わせたり，横に並んで話したり，後ろから慰めてもらったり，いろいろな場合があるだろう．

　また，逆に喧嘩をしていたり，いい合いをしているときは，真正面から睨み合ったりするかもしれない．

　相手との位置関係は，それだけで意味をもっているのである．

　では，カウンセリングに来たクライエントが緊張感なく，できるだけ，心を開けるように，クライエントに「座っていただく場所」とカウンセラーが「座る場所」にも心を配る必要がある．

　さて，下記の図でもっとも緊張する席は，どこだろう．

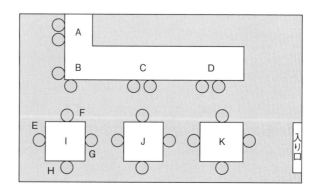

　たとえば，E対Gなどのように，ボックス席で正面を向き合う位置がそうである．この位置は最も緊張する，「面接」「叱責」「取り調べ」などに用いられる「威圧感を感じさせてしまう」位置関係である．これでは，対象者に心の内を話してもらうのは難しい．

　栄養教育のカウンセリングは指導でも強制でもない．相手がいかにプライベートな食や生活習慣について話せるかが重要である．では，適切な位置関係はどれだろう．

　相手の目を自然に見たり外したりできる位置，相手の存在を比較的近くで感じられる位置，相手をもっと知りたいと思っている位置関係が適した座る場所である．カウンターならBの位置，ボックス席なら，EとHなど，90°の位置関係が自然に話せる位置とされている．

　もう1つ大切なこととして，クライエントには奥の上座や明るい席に上手に誘導して座ってもらうようにしよう．

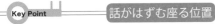

Key Point ── 話がはずむ座る位置

○真正面で向かい合うと，誰でも緊張する

○斜めや90°の位置が自然に話せる位置である

○対象者に先に席を勧めるのも大切である

(9) 相手の情報に基づいたことばの使い分け方

　次に，ことばづかいのポイントについて紹介する．クライエントに対することばづかいは，基本的に，年齢や性別にかかわらず，来てくださったことに感謝の思いを込めて敬語で対応しよう．

　また丁寧語や謙譲語などの基本は身につけておこう．ただし，杓子定規な丁寧語はかえって嫌味に聴こえることがある．最初は丁寧に挨拶をして，相手の話を聴こう．相手の気持ちがほぐれてきたら，親密さを表すように，リラックスしたことばづかいを合わせていくことも有効である．

　繰り返すが「だめですね」「よく考えてください」「してください」などの否定語，威圧語，指示語は基本的には使わないよう心がけよう．「こうするともっといいかもしれませんね」「ほかにもいい考えはありますか？」「できるといいですね」のように，相手の意志をサポートするためのことばがけを心がけて使おう．

　最後に，行動目的を決めるのは，クライエント自身であることを覚えておこう．

Key Point ── ことばづかい

○クライエントには敬語を使おう

○だめですね，やめましょう，などの否定語は使わない

○～できるといいですね，と対象者をサポートするように話そう

3 日常生活のなかでの健康行動を探してみよう

　栄養教育の目的はカウンセリングや教育によって，より健康的な行動を身につけてもらうことである．

(1) 健康行動とは

　健康行動といえば，健康を維持し，増進するための望ましい生活習慣である．しかし，健康的な生活習慣といっても，子どもや大人，高齢者，学

生や社会人など，生活環境や条件によってさまざまである．

　ここでライフステージ別に健康行動をまとめてみよう．

【成長期の子どもたち】

・好き嫌いなく，朝・昼・夕ごはんをしっかり食べる．

・骨や筋肉の成長のために，外で思いっきりからだを動かす．

・食事することが楽しめる生活を送る．

【若い女性】

・貧血予防に，肉や魚などの鉄分やたんぱく質の豊富な食品をしっかり食べる．

・肌の健康のためにもビタミンの豊富な野菜や果物をしっかり摂る．

・将来の妊娠・出産に向けて，葉酸やカルシウム，鉄分を十分に摂取する．

【壮年期の男性】

・基礎代謝の低下による肥満を解消するための積極的な運動習慣を身につける．

・高血圧予防のためにも，薄味の料理を食べるように心がける．

・動脈硬化予防のために，魚や豆腐料理，野菜をしっかり摂る．

・体重管理を日ごろから心がけておく．

・気分転換をはかり，ストレスを解消する方法を身につけておく．

【壮年期の女性】

・自分自身の食事を大切にする．

・基礎代謝の低下や更年期を迎え，体重が増えないよう心がける．

・足腰を丈夫にしておくためにも毎日の運動習慣を身につける．

【高齢者】

・積極的になんでもチャレンジする．

・外出の機会を増やし，地域の人たちとのコミュニケーションをはかる．

・肉や魚もしっかり食べる．

> **Key Point**　　　　健康行動とは
>
> ○早寝，早起き，朝ごはん
>
> ○メタボ対策として，毎日続ける，野菜の摂取と運動
>
> ○いつまでも若々しく，3度の食事を大切に

（2）健康的でない行動とは

　また，健康的でない行動はできるだけ改善の方向に支援していくことも栄養教育の大きな役割である．では改善したい**健康的でない行動**をライフステージ別にあげてみよう．

【成長期の子どもたち】

・極端な好き嫌いや偏食，お菓子の食べすぎ，ジュースの飲みすぎ.

・外で遊ぶより，室内でゲームばかりで運動不足.

・夜遅くまで起きているので朝が起きられない.

【若い女性】

・やせ志向で極端なダイエット.

・お菓子ばかり食べて，ごはんは食べない.

・運動不足，夜更かし，睡眠不足.

【壮年期の男性】

・つき合いやストレス解消などで酒の飲みすぎ，食べすぎ.

・運動不足にもかかわらず若いころと同じ量を食べる.

・外食ばかりで野菜不足.

【壮年期の女性】

・昼食は，簡単にすませて間食が多い.

・家族の残り物を食べて片付ける.

・お腹が減っているときに買い物をするので，ついつい買いすぎる.

【高齢者】

・好きなものしか食べない.

・歯の調子がよくないので食事量が少ない.

・けがをさせたくないので，一人で歩かせない.

・自分でさせずに，家族がなんでもする.

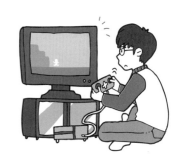

```
Key Point ──┐          健康的でない行動

○夜更かし，偏食，運動不足

○食べすぎ，飲みすぎ，やせすぎ

○自分でさせない過保護，過介助，過関心
```

(3) 行動療法とは

　私たちの生活習慣は，生まれたときからのさまざまな経験や体験に基づいて習慣化されたものである. 誰でも，慣れ親しんだ習慣が心地よいし，よくないとわかっていても簡単には変えられない.

　しかし，その慣れ親しんだ習慣が思い違いや誤解だったり，そのまま継続していると健康を損なう恐れがあるとすれば，習慣の修正や改善が必要になってくる. そこで，行動変容を目的とした栄養教育が必要になってくるのである.

① セルフモニタリング

　実行した行動や体重変動を記録し，自分の状態の変化を継続的に観察し，

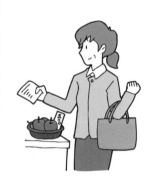

意識の継続を促すことである．たとえば，

・体重変動の記録…体重計の置かれている，脱衣場の壁のカレンダーに体重を測定して記録する．

・運動記録…実施した日の運動と時間を手帳に記録する．

・間食記録…食べすぎることなくうまく改善できた日，できなかった日を手帳に記録する．

② 刺激統制法

クライエントが，どのようなときに，その健康的でない行動をするのか，クライエントと一緒に考え，その行動のきっかけや原因を取り除くことである．

たとえば，食品を買いすぎる主婦の場合では，どんなときに食品を買いすぎるのか，まず考える．

・仕事帰りで，空腹時に買い物をすると余計に買いすぎる．

・予算を決めずに買い物をしている．

・冷蔵庫のなかの食品を把握していないので，同じ食品を買ってしまう．

次に，買いすぎに陥る原因（刺激）を除く（統制する）ことを考える

・予算を決める．

・冷蔵庫の中身を前もって調べておく．

・必要な買い物をメモする．

・休日の空腹でないときに買い物をする．

③ オペラント条件づけ法

オペラント条件づけというのは，人が行動を起こすとき，なんらかのきっかけや条件をもとに行動を誘発する習慣を身につける方法のことである．クライエントが健康行動を習慣化するためには，行動を起こすきっかけになることばがけや，やる気を維持できるようなことばがけ，また環境づくりなどを設定するものである．

「おいしそうなケーキを見たらよだれが出る」といった，パブロフの犬の実験のような条件反射により，学習や経験が身につくことによって習慣化する行動のことである．

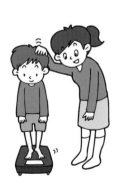

たとえば減量のための体重管理を目的とした行動で，「朝起きたら，体重計にのる」ことを習慣化させる場合，「体重計にのったら，娘や妻に頑張っているわねとほめてもらえる」，「毎日の記録を栄養士に見せたら喜んでもらえる」，「体重が減っていくのが確認できる」など，やる気を促すようなきっかけや環境設定が重要になる．このやる気を促すきっかけや環境のことを**強化因子**といい，このように体重計にのる健康行動を誘発させる因子を**正の強化因子**という．

逆に，体重計にのっても，「何を始めたの？　どうせまた三日坊主でしょう」といわれたり，体重が減っていなくて栄養士に叱られると，毎日

体重計にのって体重管理をする気はなくなる．このような，体重計にのる健康行動を起こしにくくする条件や環境などの因子を**負の強化因子**という．

　行動療法では，いかに正の強化因子をうまく活用するかが行動の継続につながるポイントとなる．

④ モデリング

　クライエントの望む，理想の体型の人や，見習いたい運動習慣や食習慣をもっている人を手本にする，まねをする，見習うことを**モデリング**という．

　こんなふうにするとできるんだ，こんなときはこういうふうにするとうまくいくんだなど，具体的に成功した人の生活の工夫を見習うことで，クライエントも自然に健康的な行動習慣を身につけることができるということである．まねることから，習慣化してゆく1つの学習方法である．

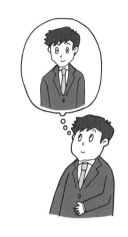

⑤ 社会技術訓練

　人に話すことで周囲の人々に理解され，協力してもらう環境をつくることができるかを訓練すること，つまり社会生活のなかのあらゆる誘惑をいかに断るかの技術を身につけることである．

　地域や会社などでは，つきあいなどで健康的でない行動を行わなければならない場合も多い．たとえば，仕事での接待や宴会などで，若いころから元気でお酒もよく飲む人では，急に減量のために食べなくなったり，健康のためにお酒を控えたりしようとしても，周りの人から，いつもどおりに誘われたり，勧められたりするものである．

　減量のためとか，健康のためとかなかなかいえない．こんな場合誘われるままにしていては健康によくない．しかし，なかなか上司や仲間に打ち明ける勇気や機会がもてなかったりする．どのようにして周囲に理解してもらうか，である．

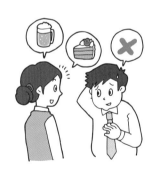

　もし，宴会への出席が断れないなら出席して，お酒はドクターストップがかかっているからやめていると周囲にいうことよりも，飲みすぎたり食べすぎない程度につき合いを楽しむ訓練をしてゆくことが必要となる．自分自身も周囲も，今までの習慣や思い込みを変えてゆく訓練である．

⑥ 社会サポート法

　社会サポート法とは，その人の行動を変容するためには，個人だけでなく，組織や社会全体で環境を変えてゆく支援をする方法のことである．たとえば，座る仕事の多い職場に過体重の人が多い場合，運動不足や間食が誘因となっている場合，社内全体で，体操の時間を取り入れる，菓子類の自動販売機を撤去する，などである．一人ひとりの行動変容だけでなく，組織全体での課題解決方法を実践することで，健康行動をサポートする方法である．

⑦ 認知行動再構成法

認知行動再構成法とは，自分の思い込みや習慣によってマイナス思考に偏りがちになってしまう考え方の癖を修正することである．誰でも日常生活で，生活習慣や食習慣だけでなく行動や考え方の習慣（思考的習慣）が自然に身についている．その習慣化した考え方を変えることにより習慣的行動を変容させる方法である．

たとえば，「ダイエットはどうせ成功しない」，「父親が糖尿病なので，努力したって仕方がない」，「自分の肥満は遺伝だから仕方がない」，など，習慣的行動の変化を抑制する考え方をもっている場合に「やればできるかもしれない」「努力をすれば合併症は防げる」などの思考変容から行動変容を促すという行動療法である．

⑧ **アサーション**

再構成法の訓練の1つに，**アサーション**という訓練方法がある．アサーションとは，自分の考え方もほかの人の考え方も尊重する自己表現の方法を身につけることである．攻撃的に思いを相手に押しつけるのではなく，逆に相手に逆らわない，また何も自分の意見をいわないというのでもなく，上手に自己主張をして，互いのコミュニケーションをはかってゆく力を身につけることである．ここでは，減量が目標の対象者の場合の自己表現方法を考えてみよう．

（a）健康行動を認知して肯定的にとらえてみよう

・計画的なダイエットなら成功するかもしれない．

・糖尿病になっても，合併症を予防することができたら問題ない．

・日ごろの食事や運動習慣は予防効果があるかもしれない．

・遺伝だからとあきらめてしまう必要はないかもしれない．

（b）でも，わかっていてもできない，という本音も正直に主張してみよう

・実際，ダイエットは面倒だ．

・好きなものをやめるのは嫌だ．

（c）でもやっぱり健康でいたい

・合併症にはなりたくない．

・予防できるなら予防したい．

・努力を栄養士がサポートしてくれる．

・できるかもしれない．

・自分ならできる（**自己効力感**）．

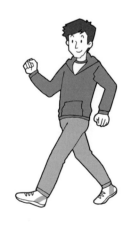

アサーションは，自分の気持ちや考えを相手に伝え，また相手の意見も尊重することで，自分も相手も大切にするコミュニケーション方法である．感情的な思い込みや習慣化した思考だけではなく，自分の気持ち，考え，信念に対して正直に率直に，また，その場にふさわしい方法で表現してもらえるように配慮する．その結果，互いが歩み寄って一番いい妥協点を探

ることが，栄養教育においても効果的であると考えられている．

⑨ **ストレスマネジメントとコーピング**

　世の中のあらゆるところにストレスは存在している．ストレスと食生活との関係は深いとされている．たとえば，ストレスがたまってアルコールを飲みすぎる，甘いものを食べるのが止まらない，逆に食欲がわかない，食べられない，タバコが増える，などである．**ストレスマネジメント**は，現代社会において今や必須条件となっている．ストレスをうまく回避する方法，対処する方法の１つに，**コーピング**という訓練方法がある．コーピングとは，ストレスの発散方法を健康的でない行動に偏らないように，いろいろな別の発散方法を身につけるというものである．たとえば，

【例】会社の上司との意見の食い違いによりストレスがたまり，飲みすぎ，食べすぎとなる．その結果過体重となっている．

　「健康的でない行動（食べすぎ，飲みすぎ）を引き起こす原因」は「上司との意見の相違」とすると，そのストレスを食べすぎるという行動から他への対処法へ変換していくということである．たとえば

（a）ストレスをためない方法

・上司の意見を受け入れてみる．

・職場の同僚に意見を求めてみる．

・仕事の優先順位を考え直してみる．

・職場を異動する．

（b）ストレスによって生じた怒りや不安などを回避する方法

・居酒屋でなく，飲食しないところで同僚に話を聞いてもらう．

・バッティングセンターへ行ってからだを動かして発散する．

・温泉でゆっくり過ごして気分転換をはかる．

・友人に感情を出して受け止めてもらう．

などである．食べることでストレス対処をすることも，１つのコーピングである．しかし，食べること，飲むことでのコーピングでは健康を障害する危険性が伴う．したがって，他の行動や考え方を変えることによって，ストレス対処を行うように訓練するのもストレスマネジメントの１つの方法である．

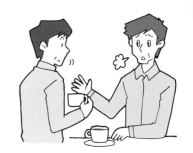

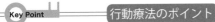

╭─ **Key Point** ──── 行動療法のポイント ────╮

○目標設定は「いつ」「どこで」について，より具体的に

○記録やお手本，ほめてもらうことが成功のカギ

○自分自身のコントロール法を身につけよう

╰──────────────────────────╯

●偏食のある児童を想定して，カウンセリングのロールプレイをしてみよう．

●身振り手振りのない，ことばだけのカウンセリングを体験してみよう．

練習問題

p. 24 ～ 29 参照←
1 カウンセリングについての記述である．誤りはどれか．
(1) カウンセリングは，言語を媒介とする援助である．
(2) クライエントは，カウンセラーの指示に従わなければならない．
(3) カウンセラーは，受容的態度が必要である．
(4) カウンセリングは，カウンセラーとクライエントの相互関係である．
(5) カウンセラーは，相談内容の秘密を保持しなければならない．
協会主催栄養士実力認定試験問題（平成 20 年度）より改変．

p. 31 ～ 35 参照←
2 行動療法についての記述である．誤りはどれか．
(1) セルフモニタリングとは，自分の行動を記録することである．
(2) 努力をほめることは負の強化因子となる．
(3) 良い健康習慣をまねることをモデリングという．
(4) 誘いを断れる技術を身につけることを社会技術訓練という．
(5) 自分にもできるという思いをセルフ・エフィカシー（自己効力感）という．

◆ 演　習 ◆

1 行動変容を促すための支援で大切なことはどのようなことですか？

2 行動変容段階モデルの無関心期に当てはまるクライエントへは，どのような
サポートを設定しますか？

3 相手を拒否するノンバーバルコミュニケーションには，どのようなものがあ
りますか？

4 相手を受け入れるノンバーバルコミュニケーションには，どのようなものが
ありますか？

5 あなた自身の健康的でない行動にはどのようなことがありますか？

3章

栄養教育マネジメント：
対象者の行動を支援する

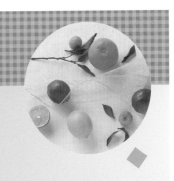

**3章で
学ぶこと**

● 栄養教育における栄養教育マネジメントの理論を学ぶ.
● 実行可能な目標設定と具体的な支援法を学ぶ.
● 対象者主体の行動目標と自己効力感を高める方法を学ぶ.

**3章の
キーワード**

- ☐ 栄養教育マネジメント ☐ マネジメントサイクル
- ☐ グループダイナミクス ☐ 目標設定 ☐ 長期目標 ☐ 中期目標
- ☐ 短期目標 ☐ 学習目標 ☐ 行動目標 ☐ 環境目標
- ☐ 結果目標 ☐ 自己効力感 ☐ セルフモニタリング

対象者を望ましい食習慣，生活習慣へと行動変容させ，その望ましい習慣を維持し，健康状態，栄養状態の改善や QOL を向上させることが栄養教育の目的である.

これらの目的は，効果的かつ効率的な栄養教育を実施することで実現する. そのためには，対象者に適した栄養教育の計画を立案することが重要である.

次に対象者が取り組みやすく達成しやすい目標を設定し，栄養教育を実施する. その際，**マネジメントサイクル**（アセスメント→計画→実施→評価→改善）と呼ばれる一連の流れを理解することが不可欠である. 本章では，栄養教育におけるマネジメントサイクルの各項目について理解し，それらを活用することができることを目指す.

 ワンポイント

行動変容
2章を参照.

1 栄養教育マネジメントの流れを身につけよう

　対象者が，自身の健康状態，栄養状態を改善し，QOL を向上させるには，望ましい食生活，生活習慣を身につけ，実践する必要がある．そのために，栄養士は，**栄養教育マネジメント**の考え方を活用することが望ましい．

　栄養教育マネジメントの基本的な流れは，栄養**アセスメント**（assessment）→**計画**（Plan）→**実施**（Do）→**評価**（Check）→**改善**（Act）である．これをマネジメントサイクル（**PDCA サイクル**）と呼ぶ（図 3.1）．

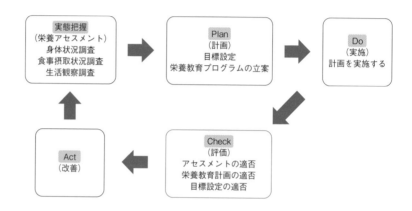

図 3.1　栄養教育マネジメント

　マネジメントサイクルでは，対象者の状況を分析し，課題を明らかにする栄養アセスメントから始まる．栄養アセスメントで得られた情報をもとに，栄養教育の計画を立案することになるので，非常に重要な段階である．栄養アセスメントの項目には身体計測や生理・生化学検査（尿や血液など）や問診，食事調査などがある．

　栄養アセスメントによって得られた情報を分析することで，対象者，あるいは対象集団の健康状態や栄養状態，問題やニーズを把握し，課題を抽出していく．それらから，対象者，対象集団にはどのようなテーマの栄養教育が必要か，また課題解決の優先性を考慮しながら，計画の立案に活用していく．

　栄養教育計画を立案する際には，**6 W1H1B** の要素（表 3.1）をもとに，なぜ，誰に，何を，どのように，誰が実施するのか，時間や場所，人材また経費などの実施可能な環境設定も考慮することで，情報を整理しやすくなる．

　そして，栄養教育を計画する際に，栄養アセスメントから得られた課題を解決するための目標設定を行う．まず，達成までの期間ごとに分けた長期目標，中期目標，短期目標に加え，学習目標，行動目標，環境目標，結果目標を設定する．目標設定は対象者を主体として設定するのが望ましい．

ワンポイント

目標設定
p. 40 を参照.

表3.1	栄養教育計画の要素
要素	内容
Why	なぜ栄養教育を実施するのか
Whom	どのような個人や集団を対象とするのか
What	何を教育したいか
How	どのような方法で実施するか
Who	栄養教育の実施者は誰か
When	いつ実施するのか
Where	どのような場所で実施するのか
Badget	予算

目標を達成することは容易ではなく，教育内容や指導形態，教材を活用し，対象者を行動変容へと導く.

(1) 個人教育と集団教育の違いを知ろう

栄養教育方法の選択として，個人教育と集団教育が想定される. **個人教育**は対象者の特性に合わせた，きめ細かな教育が実施できる. さらに，個人の学習意欲や姿勢に応じた教育を展開することができる. しかしながら，多人数に対して個人教育をしようとすると，時間や労力がかかるといった短所ももっている.

一方，**集団教育**では，一度に多人数の教育が実施できるため，時間や労力の節約ができる. また，参加者同士の連帯感を生み出し，個人教育では得られない効果が現れることがある（**グループダイナミクス**）. 参加者同士で，グループ学習を通して，互いの意見や考えを共有することで，互いのいいところを取り入れようと気持ちが動くことがある. 参加者同士で，相互作用，相乗効果によって，個人教育以上の効果を発揮することがある. しかしながら，実際の集団教育では，個人の特性に合わせた指導の実施が難しく，個人の理解度に合った教育ができない.

個人教育，集団教育それぞれの長所と短所をよく理解し，対象者と対象集団それぞれの場合に応じて栄養教育方法を選択するとよい. そして，対象者に適した内容，教材を検討し実施するように心がけよう.

(2) 栄養教育の評価と種類

栄養教育計画の立案段階から，実施中，実施後にかけて，栄養教育の計画や対象者の学習，行動変容の進捗状況や健康状態，栄養状態の改善状況などの評価を行う. 評価については，企画評価，経過評価，影響評価，結果評価に分けて行うと，その後の指導計画の修正などに便利である.

栄養教育の結果から，対象者に対して継続教育の実施，新たな企画・実施に向けての改善提案などフィードバックを行いながら，対象者がよりよい状態になれるよう必要に応じて支援を継続していく．

② 対象者の課題を明らかにしよう

栄養教育の計画を行うために，まず対象者の現状やニーズ，QOL を低下させている要因を把握することが重要となってくる．なぜ，栄養教育を必要とする状態になったのか，対象者の健康を改善あるいは保持していくためにはどのような知識・行動が必要かを探る必要がある．

身体計測では，身長や体重，そのほかにはウエスト周囲長や体脂肪量の測定などから対象者の身体状況を評価することができる．また，身長と体重から BMI を算出し，体格指数を求めることもできる．

生理・生化学検査では，血圧や尿，各種血液検査値から，対象者の栄養状態や各臓器の状態，病態の状況などを把握することができる．

食事調査については，栄養素摂取量や食品群別摂取量，さらに食事バランスや食事の回数など対象者の食習慣の状況を把握することができる．

アセスメントではカウンセリングの技術を活用し，対象者とコミュニケーションをはかりながら情報を収集していく．このとき，課題の優先順位を決めておくと栄養教育の計画が立てやすくなる．

③ 栄養教育目標を立ててみよう

アセスメントを通して，対象者の課題が明らかとなってきたところで，栄養教育の方針を決定していく．栄養教育の計画を立案するに当たって，**目標設定**を行う．目標を設定する際には，指導の前後で対象者の行動やからだの状態がどのくらい変化したのかを比較しやすいように設定することが重要である．たとえば，「運動をする」や「間食を減らす」だけでは，評価しづらい．

「運動をする」という目標であれば，どのような運動を 1 週間に何回，どのくらいの時間行うようにするのか，より具体的に決めるとよい．「間食を減らす」も同様に，1 週間に間食してもよい日数や回数を明確にすることで，対象者も行動変容に向けて努力しやすい．ここで，注意しなければならないのは，目標設定は対象者を主体とし，栄養士は目標設定のサポートを行うという点である．対象者によって，なりたい状態はそれぞれ別であると考えられる．また，他人にいわれて行動するよりも，自分が，

ワンポイント

BMI

$$\frac{体重（kg）}{身長（m）^2}$$

ワンポイント

カウンセリング

2 章を参照．

3 章

「どのようになりたいのか」を具体的に想像し，その目標に到達するためには，どのようにすればよいのか，何に取り組むのかを宣言させることで行動変容へと繋げやすくなる．栄養士・管理栄養士が，対象者とのコミュニケーションを通じて，対象者が理想とする状態へ近づく目標を設定できるように支援したい．

目標設定の手順は，はじめに対象者の最終目標となる長期目標を設定する．次に，長期目標を達成するための準備としての中期目標を設定する．そして，対象者が容易に，時間をかけずに達成できるが，長期目標，中期目標達成のスタートともなる具体的な短期目標を設定する．

（1）ゴールとなる目標：長期目標

達成までの期間は，1〜2年程度が望ましい．食生活，生活習慣の改善を目指すに当たって，対象者自身がどのようになりたいか，どのようなことができるようになりたいかを具体的に話してもらう．そこから，ゴールであるQOLの向上，検査データの改善を目指す目標を設定する．

 Key Point 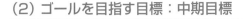 長期目標の例

【ケース1】

○会社の健康診断の結果，肥満と判定されたため，体重を1年間で5 kg減らし，来年の健康診断時には標準体重になる

【ケース2】

○食事調査の結果，食塩の摂取量が10 g/日を超えていることがわかったので，半年後までに食塩の摂取量を1日8 g未満まで減らす

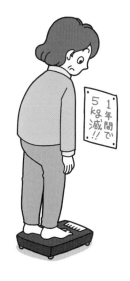

（2）ゴールを目指す目標：中期目標

長期目標を達成するために，3〜6か月程度継続できるような具体的な目標を立てる．検査結果などを改善するための行動目標や，目標達成に向けた努力の支援を行う．

そして，目標ごとに達成度を確認する．達成度によって対象者の意欲が低下しないよう計画の修正や目標設定値を上方修正または下方修正する．

計画と目標を修正したら，再度，設定した目標を確認し，継続的に支援し，長期目標の達成に向けて栄養教育を行う．

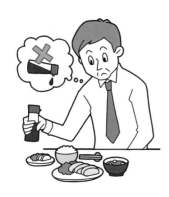

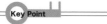

【ケース1】

○週に3回以上，1回20分程度の運動ができる

○毎日体重を測り，自分の体重を確認できる

○昼食時，できるだけ低エネルギーなメニューを選択できるようになる

【ケース2】

○料理にしょう油やソースをかけないようにする

○酸味やだし，香辛料を活かした料理を実践する

○薄味に慣れる

（3）スタートするための目標：短期目標

　　短期目標は，長期目標，中期目標を達成するためのスタートとなる．指導してから，数日～1か月程度で達成可能な目標を設定する.

　　長期目標，中期目標の達成に向け，具体的にどのような行動変容が必要か検討を行う．栄養士は，対象者の行動変容の実現へ向けた知識，態度，スキルを習得できるよう支援する.

　　長期目標の達成に向けて何をすればよいのか，毎日取り組む事項として**行動目標**を設定する．6 W1H1B に従い，週に何回，何時にどれくらい，誰と行うかなど，時間や量，曜日や状況などを詳細に設定する.

　　行動目標には，食生活と関連した運動，生活など，種類の違う2項目を設定するとよい．一方ができていなくても，他方ができていればよいとし，対象者の意欲を低下させないように支援することが大切である．1週間，1か月など対象者の希望に合わせて報告してもらうことで，対象者のやる気の継続を図っていくことが望ましい.

3章

┌───┐
Key Point ─────── 短期目標の例 ───────

【ケース1】

○週に1回，10分程度の運動をする

○週に1回は体重を測り，自分の体重を確認する

○外食における低エネルギーなメニューについて理解する

【ケース2】

○塩分量の少ない料理を把握する

○外食は週に2回までにする

○薄味でもおいしかったメニューを記録する

○みそ汁を2日に1回に，また，すまし汁かお茶に変える

○食卓にしょう油やソースを置かない
└───┘

(4) スキルアップのための目標：学習目標

　対象者が，なぜ行動変容しなければならないのかを理解しなければ，行動変容は望めない．そこで，対象者が自身の現状の理解や，病気についての知識，健康状態を改善するためのスキルなどの習得が必要となってくる．そのため，健康的な食生活に必要な知識，態度，スキルの形成に向けた目標を立て支援する．

　たとえば，対象者は健康的な行動をとったほうがよいと理解していても，なぜよいのか理解していないことが多い．そこで，栄養素の過不足とからだの関係を理解することが望まれる．その後，栄養士はよりよい食事について理解し，自分自身が選択することができるよう，支援しなければならない．

┌───┐
Key Point ─────── 学習目標の例 ───────

【ケース1】

○1日の適切な食事量について学ぶ

○自分の適正体重について学ぶ

○運動の必要性について学ぶ

○肥満が招く病気について理解する

【ケース2】

○血圧と塩分の関係について理解する

○血圧が高い状態がからだに及ぼす影響について学ぶ

○薄味の調理法について学ぶ
└───┘

(5) ステップアップのための目標：行動目標

学習目標をもとにした，実際の行動変容に向けた目標である．自身の生活習慣を見直し，問題点の改善を目標にする．

目標は，対象者の現状に適していて，「いつ」「何を」「どれくらい」達成するのかが具体的にわかり，対象者主体で設定することが重要となる．

行動目標の例

【ケース1】

○間食を2日に1回にし，エネルギー摂取量を減らす

○1日に10分程度，家事などの時間を活用し，からだを動かすようにする

○3フロア以内の移動は，エレベーターやエスカレーターの代わりに階段を使う

【ケース2】

○食塩相当量の少ない食品を選ぶことができる

○減塩調味料を利用する

(6) みんなで目指す目標：環境目標

対象者を取り巻く環境に関する目標である．環境目標を設定することにより，対象者の家族や友人など身近な人たちに対しても，食生活管理の重要性を理解してもらい，対象者への支援体制を整える．

環境目標の例

【ケース1】

○砂糖入りの清涼飲料水をお茶やノンカロリー飲料にする

○休日は家族と散歩に出かける

【ケース2】

○薄味でおいしい外食店のメニューについて，同僚や友人と情報を交換する

○家庭内の味つけをこれまでよりも薄味にしてもらう

(7) 達成度を知る目標：結果目標

各段階での目標の達成度合いを設定する．すなわち，対象者の健康状態を表す数値をどの程度改善するかを明確にする．対象者はその目標に向

かって行動変容を行い，健康状態の改善に向け努力を行うことが可能になる．

Key Point 　　　　結果目標の例

【ケース1】

○体重を減らし，BMIを25未満にする

○健康診断で，体重以外の多くの項目で基準値以内になる

【ケース2】

○1日の塩分摂取量が8g未満になる

○血圧を測定しても正常域内に収まっている

Key Point 　　　　目標達成までのサポートが重要

○体重の増えすぎを心配する人には，食事の摂り方と運動によって減量できた例を話す

○幼児の偏食や少食に悩む人には，同じような悩みをもち取り組んでいる親子について話す

○健康診断の結果をよくしたい人には，どのような食生活を送っているか振り返ってもらい，生活習慣が関連していることを説明する

○高血圧を改善したい人には，日々の行動と血圧，食事を毎日記録してもらう

---

4 対象者が続けたくなる評価とは

　目標設定ができたら，その目標の達成度について観察し，対象者の行動変容に対するやる気が継続するように支援を行う．食生活の改善は，一朝一夕で達成できるものではない．半年〜1年，あるいは5年以上などと長期にわたる場合もある．長期の指導の場合，一時的に改善できたとしても，もとの習慣に戻ってしまうこともよくある．しかし，それを失敗と考えるのではなく，より対象者が実践しやすい目標に変更し，再スタートすることが大切である．

　習慣化された行動を変容するのは難しく，やる気を継続するのも難しい．そこで，対象者がやる気をもち続けることができるよう，対象者の努力の結果を可視化し，行動を変容する喜びや達成感をもつことができるような評価法を考えておく必要がある．

（1）対象者の自己効力感を高めよう

　栄養教育では，対象者が目標を達成できず自信を失うことがないように支援する必要がある．行動変容への自信や意欲を失うと，栄養教育の継続も難しくなり，対象者の健康状態，QOL は改善せず終わってしまう．継続できるよう目標の達成だけでなく，意欲の継続に注意しながら支援を行うよう心がける．この行動変容に向けた自信のことを**自己効力感**と呼ぶ．この自己効力感は**セルフ・エフィカシー**ともいわれる．ある行動を「自分はうまくできる」という自信があるとき，その行動を取る可能性が高くなると考えられている．対象者が「私にもできるかもしれない」「きっとできる」という自信をもつことができると，行動変容の成功率が上がると考えられる．

　栄養士は，自己効力感によって対象者の意欲を向上させ，どのような経過や結果でも，行動を続けられるよう，対象者が現状をプラス思考で受け止めることが大切である．自己効力感とは，対象者を応援していくメッセージで，対象者が自分に自身をもてるように支援をすることが大切である．

ワンポイント

自己効力感，セルフ・エフィカシー
2章を参照.

（2）対象者に合った評価方法と期間を決めよう

　栄養教育を効果的に進めていくために，対象者の意欲が失われないためにも適切な評価指標は大切である．評価指標は主観的ではなく，客観的で，目で見てはっきりわかる具体的な指標が望ましい．効果や変化がわかりやすいという点から，必ず数値で表した評価指標を設定する．

　たとえば，「減量する」という目標なら，「体重が栄養教育前の○ kg から△ kg になった」など，食習慣であれば，1 週間当たりで間食した回数の変化や，食事の量や回数などを設定すると対象者も努力がしやすい．ほかにも血液検査値も評価基準として適している．変化を確認しやすいものを評価方法に取り入れるようにすると意欲の向上につながると考えられる．しかし，評価までの期間が長すぎたり，短すぎたりすると，意欲を失いやすいので注意する．対象者の希望を取り入れつつ，適切な評価指標を設定するとよい．

（3）セルフモニタリングを取り入れてみよう

　栄養教育の効果を評価していく際に，対象者の食生活の変化の評価は，プライベートな部分が多く，面接や質問票だけでは具体的な情報を得にくい．そこで，対象者の適切な評価や栄養教育の計画を再検討していく際のアセスメントとして，何を食べたか，どのように生活したかを自己観察（**セルフモニタリング**）してもらう．対象者自身で行動を観察し記録する

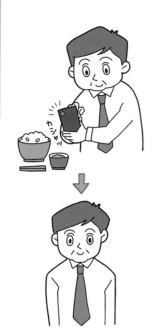

ことで，問題行動が発生する状況に気づくことができる．また，よいと思った行動の結果がどうであったかなどの自己評価につながる．それらの結果，行動変容が促進され栄養教育の目標達成に近づくことが期待される．

セルフモニタリングの対象項目としては，食事，身体活動などの生活習慣，家庭でも簡単に測定できる体重や血圧などが考えられる．記録を行う場合，対象者が控えるべき行動と増やしたい行動を理解し，意識する必要がある．対象者が取るべき行動を理解し，意識づけされている場合は，記録という行動が自己管理につながる．また，その結果を栄養士に報告するという行動が，意欲の継続につながる効果もある．

その際，大切なことは，どのような結果であっても栄養士は肯定し，受容するという姿勢である．対象者は，批判や評価されることなく，受け入れられることで，対象者と栄養士の間に信頼関係が形成され（**ラポールの形成**），安心して栄養士と関わることができる．また，信頼関係の有無が，今後の栄養教育に大きな影響を及ぼす．

結果の報告方法については，さまざまな方法があるが，何よりも対象者の都合を優先することが望ましい．対象者の生活様式，都合のよい時間や連絡の取りやすい方法を選択してもらい決定する．指導計画や目標達成までの期間を考慮して，報告の日程を調整する．報告の方法としては面談，電話，メール，SNSなどそれぞれの特徴に応じて，いずれかの方法を選択すればよい．なお，直接会って報告したい場合には面談が適している．面談することで対象者の努力の具合を直接聞くことができる，また，困っていることがあれば，それに応じたアドバイスをすることができる．ただし，日時を合わせることができない，面談場所に足を運ぶことができないが栄養士と話がしたい場合には，電話が，社会人などで面談や電話の時間を取りづらい場合にはメールが適している．メールには，時間や場所が限定されず，都合のよいときに，メールを送信しておき，栄養士からの返事を待てばよいといった利点がある．オンラインによる栄養相談や，栄養士による情報発信も今後ますます必要になってくるだろう．対象者の年代や生活様式に応じて，栄養士は柔軟に対応することが望まれる

ワンポイント

ラポールの形成
2章を参照.

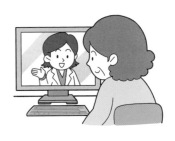

練習問題

1 食事バランスをテーマに栄養教育を実施することになった．目標の種類とその内容の組み合わせである．最も適切なものはどれか一つ選べ．
(1) 学習目標：野菜を使った料理を食べるようにする
(2) 行動目標：栄養素の働きを理解する
(3) 結果目標：一汁三菜の形式で食事が摂れるようになる
(4) 環境目標：毎日体重を測定する

2 栄養指導における目標設定についての記述である．正しい記述を一つ選べ．
  (1) 長期目標は数か月で結果が出るものが望ましい．
  (2) 短期目標を達成するための目標が中期目標である．
  (3) 抽象的な目標のほうが対象者のやる気を引き出せる．
  (4) 学習目標では知識態度，スキルの形成に向けた目標を設定する．
  (5) 短期目標は数日で達成できればいいので難易度が高くてもかまわない．

◆ 演　習 ◆

1 栄養教育マネジメントの流れについて，説明してみよう．

2 次の栄養アセスメントの具体例をあげて説明してみよう．
  ① 身体計測からわかることは，どんなことでしょう．
  ② 臨床診査からわかることは，どんなことでしょう．
  ③ 生理・生化学検査の結果からわかることは，どんなことでしょう．
  ④ 食事調査によりわかるのは，どんなことでしょう．

3 メタボ予防を目的とした壮年期男性の
  ① 長期目標の例をあげてみよう．
  ② 中期目標の例をあげてみよう．
  ③ 短期目標の例をあげてみよう．

4 対象者主体の目標設定とはどのようなことか，話し合ってみよう．

5 栄養士が主体となって目標設定を行うと，どのようなことが起こりやすいか
  話し合ってみよう．

6 自己効力感を高める声かけについて，話し合ってみよう．

7 栄養教育で思うような結果の出ない対象者への栄養マネジメントについて，
  考えてみよう．

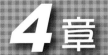

4章

栄養教育に活用する情報収集

・・・・・・・・・・ CHAPTER GUIDANCE & KEYWORD ・・・・・・・・・

4章で学ぶこと

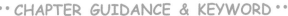
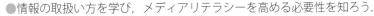

●情報の取扱い方を学び，メディアリテラシーを高める必要性を知ろう.

●インターネットを活用して，正しい栄養情報の探し方を身につけよう.

●栄養教育のために必要な情報と教材を知っておこう.

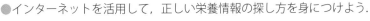
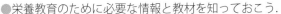

4章のキーワード

☐ メディアリテラシー　☐ 食物へのアクセス　☐ 情報へのアクセス

☐ EBM　☐ EBN　☐ ヘルスリテラシー　☐ CiNii　☐ 医中誌

☐ Google Scholar　☐ PubMed　☐ 国民健康・栄養調査

☐ 日本人の食事摂取基準　☐ 食事バランスガイド　☐ 食生活指針

☐ 健康な食事　☐ フードガイド

1 情報へのアクセスとメディアリテラシーの向上

現代は，情報社会である．25年ほど前の情報伝達手段は，印刷物の新聞・雑誌，テレビ・ラジオが中心だったが，1990年代半ば以降，インターネットの普及により，世界中からさまざまな大量の情報を短時間で入手することができるようになった．さらにSNS（ソーシャルネットワーキングサービス）の発展により，一個人が自らの意見や情報を，簡単に大勢に発信することができるようになった．その一方で，個人情報の流出やデマ情報・フェイクニュースの拡散による被害，情報通信を利用できる人とできない人との間に生じる格差，フードファディズムの問題などが起きている.

 ワンポイント

フードファディズム

ファディズム（faddism）とは，英語で一時的な流行を熱心に追いかけることをいう．フードファディズムとは，食べ物や栄養成分が健康や疾病に与える影響を科学的根拠によらず，過大に評価することである．たとえば，健康食品などで，限られた経験による広告，販売者にとって有利な研究結果のみを取り上げた情報提供，偏った研究結果により消費者の不安をあおることなどによって起こる.

メディアリテラシー

総務省は「メディアリテラ
シー」を，次の3つを構成要素
とする，複合的な能力と定義し
ている.
① メディアを主体的に読み解
　く能力.
② メディアにアクセスし，活
　用する能力.
③ メディアを通じコミュニ
　ケーションする能力.とく
　に，情報の読み手との相互
　作用的（インタラクティブ）
　コミュニケーション能力.

　読み書きする（識字）能力を英語で「リテラシー」というが，最近**メ
ディアリテラシー**という用語が広まってきている．メディアからの情報を
正しく理解し，適切な行動をとる能力のことである．現代の情報社会では，
一般市民も専門家も，この能力を向上させることが大切である．とくに栄
養士・管理栄養士は，食や健康に関する情報の真偽を見きわめ，取捨選択
し，患者や一般市民にわかりやすく伝える責任を担っている．一般市民の
メディアリテラシーの向上を助ける立場になる.

　厚生労働省は「健康づくりのための食環境整備に関する検討会報告書」
の中で，食環境整備には**食物へのアクセス**と**情報へのアクセス**の両方が重
要であることを示している（図4.1）一般市民が正しい情報にアクセスし
活用できるように，情報を発信するマスメディアや企業に働きかける環境
整備も重要である．また，インターネットを使わない人や，情報を理解で
きない人たちが取り残されることがないよう，配慮しなければならない.

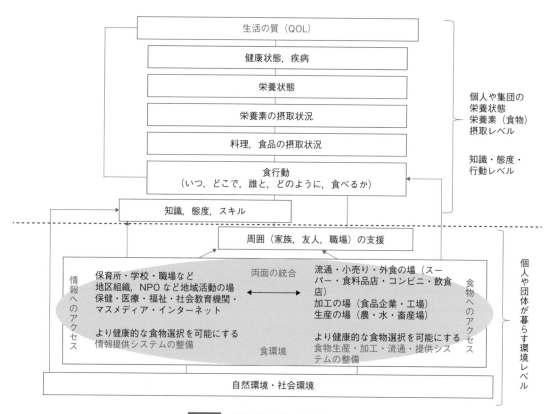

図4.1　健康づくりと食環境との関係

健康づくりのための食環境整備に関する検討会，健康づくりのための食環境整備に関する検討会報告書（2004），p. 10.

2 正しい栄養情報を探してみよう

近年，インターネットやスマートフォンなどの普及により，私たちは栄養や食事に関する情報を簡単に手に入れることができるようになった．しかし，手軽に情報を入手できるようになった反面，こうした情報のなかには，古い情報や誤った情報が含まれていることが多く見られる．

私たちは栄養や食事に関して数多くある情報源のなかから，最新かつ正しい情報を手に入れていかなければならない．それでは，どのようにして正しい栄養情報を入手していけばよいのだろうか．ここでは，栄養情報の種類や収集方法について学んでいく．

Key Point | 栄養情報を収集する力を身につけよう

○ EBN（evidence-based nutrition）について理解しよう

○ 栄養情報の種類と特徴について理解しよう

○ インターネットを用いた栄養情報の収集方法について学ぼう

（1）エビデンスに基づいた栄養情報の収集

① EBN

栄養情報を利用していくうえで，**EBN** が重視されている．EBN とは，「科学的根拠（エビデンス）に基づいた栄養学」のことである．医療の分野において，まず **EBM**（evidence-based medicine，**科学的根拠に基づいた医療**）の重要性が強調されるようになり，その後栄養分野においても EBN として取り入れられるようになった．

これまでは，栄養教育を計画する場合に，教科書に書かれた方法やこれまでの経験をもとに指導計画を立てられることが多かった．EBN では，それらに加えて論文などから今回の対象と類似した研究（科学的根拠，エビデンス）について調べて，実際に活用できそうな研究報告を利用する考え方である．

② EBN の活用方法

EBM は次の 3 つの要素を統合するものとされており，この考えは EBN にも適応するものである．

ⅰ）利用可能な最善の科学的根拠

ⅱ）患者の価値観および期待

ⅲ）臨床的な専門技能

ⅰ）利用可能な最善の科学的根拠

対象集団が抱える問題を解決すると思われる文献を収集し，それが本当

ヘルスリテラシー

医療・健康・保健の分野では，ヘルスリテラシーの概念が注目されている．アメリカの国民の健康づくり運動「Healthy People 2010」で重要課題として取り上げられた．

ヘルスリテラシーとは「健康を決める力」である．「健康情報を入手し，理解し，評価し，活用するための知識，意欲，能力であり，それによって，日常生活におけるヘルスケア，疾病予防，ヘルスプロモーションについて判断したり意思決定をしたりして，生涯を通じて生活の質を維持・向上させることができるもの」である．

ワンポイント

ヘルスリテラシーを身につけるための支援サイト
https://www.healthliteracy.jp/

栄養教育に活用する情報収集

に有効な研究かどうか検討したうえで，今回の対象集団においても利用できて，最も高い効果が期待できる内容のものを選択する．

ⅱ）患者の価値観および期待

対象者の個々人の価値観や意向，好みはそれぞれである．栄養教育を進めていく中で，対象者の価値観や意向などを読み取り，栄養教育にも反映する．

ⅲ）臨床的な専門技能

栄養において実践的な経験や知識・技術を活かして，対象者が実践・行動できる栄養教育を実施する．

すなわち，EBN の考えに沿った栄養教育とは，まず初めに対象者が抱える問題に対して，今回の対象者に利用できて最も効果が得られそうな文献を調べる．次に，その文献を参考にしつつ，対象者の人数や年齢，価値観，予算，利用できるヒトやモノなどを考慮したうえで，これまでの経験や知識・技術を駆使して，今回の対象者に合った栄養教育を作成していくことである．

（2）インターネットを用いた情報検索

① インターネットを用いた情報検索の方法

インターネットによる検索方法には，Yahoo！や Google などの検索エンジンを利用して情報を検索する方法がおもに用いられている．

Google などの検索エンジンを用いて情報を検索する場合，検索ウインドウに調べたいキーワードを入力することで，そのキーワードを含む Web ページを網羅的に閲覧することができる（図 4.2）．また，キーワード検索をした後，表示された検索結果の一覧の上方にあるウェブ，ニュース，画像，動画と書かれた項目をクリックすることで，キーワードからイメージされる Web ページやニュース，画像，動画などの検索ができる（図 4.3）．

② 複数のキーワードを組み合わせた検索方法

単にキーワードを入力しただけでは，膨大な数の Web ページがヒットしてしまい，そのなかから知りたい情報を探し出すのは時間がかかってしまう．そこで，複数のキーワードを組み合わせることで，検索条件を絞ることが可能となる．

複数のキーワードを組み合わせた検索方法として，「AND 検索」，「OR 検索」，「NOT 検索」などがある．これらを利用することにより，さまざまな検索条件に対応することができる（図 4.4）．

AND 検索：入力したすべてのキーワードを含む．

OR 検索：入力したいずれかのキーワードを含む．

NOT 検索：NOT（もしくは−）のあとに続くキーワードを含まない．

日本人の食事摂取基準(抜粋)
2020 年版

【2020 年版でのおもな改定のポイント】

◎活力ある健康長寿社会の実現に向けて

○きめ細かな栄養施策を推進する観点から，50 歳以上について，より細かな年齢区分による摂取基準を設定．

○高齢者のフレイル予防の観点から，総エネルギー量に占めるべきたんぱく質由来エネルギー量の割合（％エネルギー）について，65 歳以上の目標量の下限を 13％エネルギーから 15％エネルギーに引き上げ．

○若いうちからの生活習慣病予防を推進するため，以下の対応を実施．

・飽和脂肪酸，カリウムについて，小児の目標量を新たに設定．

・ナトリウム（食塩相当量）について，成人の目標量を 0.5 g/日引き下げるとともに，高血圧および慢性腎臓病（CKD）の重症化予防を目的とした量として，新たに 6 g/日未満と設定．

・コレステロールについて，脂質異常症の重症化予防を目的とした量として，新たに 200 mg/日未満に留めることが望ましいことを記載．

◎EBPM（Evidence Based Policy Making：根拠に基づく政策立案）のさらなる推進に向けて

○食事摂取基準を利用する専門職等の理解の一助となるよう，目標量のエビデンスレベルを対象栄養素ごとに新たに設定．

参考：https://www.mhlw.go.jp/stf/newpage_08415.html

（株）化学同人

〒600-8074　京都市下京区仏光寺通柳馬場西入ル

TEL 075-352-3373　FAX 075-351-8301

E-mail　webmaster@kagakudojin.co.jp

URL　https://www.kagakudojin.co.jp

1　策定方針

　日本人の食事摂取基準は，健康な個人および集団を対象として，国民の健康の保持・増進，生活習慣病の予防のために参照するエネルギーおよび栄養素の摂取量の基準を示すものである．

　日本人の食事摂取基準（2020年版）策定の方向性を**図1**に示した．平成25年度に開始した健康日本21（第二次）では，高齢化の進展や糖尿病等有病者数の増加等を踏まえ，主要な生活習慣病の発症予防と重症化予防の徹底を図るとともに，社会生活を営むために必要な機能の維持および向上を図ること等が基本的方向として掲げられている．こうしたことから，2020年版については，栄養に関連した身体・代謝機能の低下の回避の観点から，健康の保持・増進，生活習慣病の発症予防および重症化予防に加え，高齢者の低栄養予防やフレイル予防も視野に入れて策定を行うこととした．このため，関連する各種疾患ガイドラインとも調和を図っていくこととした．なお，フレイル（frailty）の用語については，2015年版では「フレイルティ」を用いたが，平成26年5月の日本老年医学会の提唱を踏まえ，2020年版においては「フレイル」を用いることとした．

　また，科学的根拠に基づく策定を行うことを基本とし，現時点で根拠は十分ではないが重要な課題については，今後，実践や研究を推進していくことで根拠の集積を図る必要があることから，研究課題の整理も行うこととした．

　さらに，本文読後の理解を助けるものとして，総論および各論（エネルギー・栄養素）については，分野ごとに概要を示した．

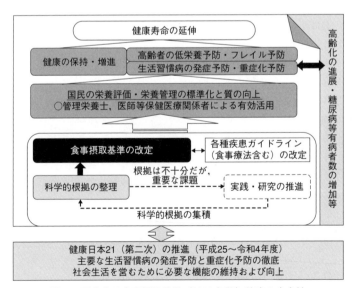

図1　日本人の食事摂取基準（2020年版）策定の方向性

1-1 対象とする個人および集団の範囲

　食事摂取基準の対象は，健康な個人および健康な者を中心として構成されている集団とし，生活習慣病等に関する危険因子を有していたり，また，高齢者においてはフレイルに関する危険因子を有していたりしても，おおむね自立した日常生活を営んでいる者およびこのような者を中心として構成されている集団は含むものとする．具体的には，歩行や家事などの身体活動を行っている者であり，体格〔body mass index：BMI，体重（kg）÷身長（m)^2〕が標準より著しく外れていない者とする．なお，フレイルについては，現在のところ世界的に統一された概念は存在せず，フレイルを健常状態と要介護状態の中間的な段階に位置づける考え方と，ハイリスク状態から重度障害状態までをも含める考え方があるが，食事摂取基準においては，食事摂取基準の対象範囲を踏まえ，前者の考え方を採用する．

　また，疾患を有していたり，疾患に関する高いリスクを有していたりする個人および集団に対して治療を目的とする場合は，食事摂取基準におけるエネルギーおよび栄養素の摂取に関する基本的な考え方を必ず理解した上で，その疾患に関連する治療ガイドライン等の栄養管理指針を用いることになる．

1-2 策定するエネルギーおよび栄養素

　食事摂取基準は，健康増進法に基づき，厚生労働大臣が定めるものとされている**表1**に示したエネルギー（熱量）および栄養素について，その摂取量の基準を策定するものである．

　併せて，国民の健康の保持・増進を図る上で重要な栄養素であり，かつ十分な科学的根拠に基づき，望ましい摂取量の基準を策定できるものがあるかについて，諸外国の食事摂取基準も参考に検討する．

1-3 指標の目的と種類

●エネルギーの指標

　エネルギーについては，エネルギー摂取の過不足の回避を目的とする指標を設定する．

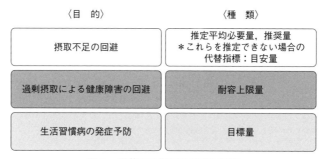

図2　栄養素の指標の目的と種類

＊十分な科学的根拠がある栄養素については，上記の指標とは別に，生活習慣病の
　重症化予防およびフレイル予防を目的とした量を設定．

●栄養素の指標

　栄養素の指標は，三つの目的からなる五つの指標で構成する．具体的には，摂取不足の回避を目的とする３種類の指標，過剰摂取による健康障害の回避を目的とする指標および生活習慣病の発症予防を目的とする指標から構成する（図２，表１）．なお，食事摂取基準

表1　基準を策定した栄養素と指標[1]（1歳以上）

栄養素		推定平均必要量（EAR）	推奨量（RDA）	目安量（AI）	耐容上限量（UL）	目標量（DG）
たんぱく質[2]		○b	○b	—	—	○[3]
脂質	脂質	—	—	—	—	○[3]
	飽和脂肪酸[4]	—	—	—	—	○[3]
	n-6系脂肪酸	—	—	○	—	—
	n-3系脂肪酸	—	—	○	—	—
	コレステロール[5]	—	—	—	—	—
炭水化物	炭水化物	—	—	—	—	○[3]
	食物繊維	—	—	—	—	○
	糖類	—	—	—	—	—
主要栄養素バランス[2]		—	—	—	—	○[3]
ビタミン	脂溶性 ビタミンA	○a	○a	—	○	—
	ビタミンD[2]	—	—	○	○	—
	ビタミンE	—	—	○	○	—
	ビタミンK	—	—	○	—	—
	水溶性 ビタミンB₁	○c	○c	—	—	—
	ビタミンB₂	○c	○c	—	—	—
	ナイアシン	○a	○a	—	○	—
	ビタミンB₆	○b	○b	—	○	—
	ビタミンB₁₂	○a	○a	—	—	—
	葉酸	○a	○a	—	○[7]	—
	パントテン酸	—	—	○	—	—
	ビオチン	—	—	○	—	—
	ビタミンC	○x	○x	—	—	—
ミネラル	多量 ナトリウム[6]	○a	—	—	—	○
	カリウム	—	—	○	—	○
	カルシウム	○b	○b	—	○	—
	マグネシウム	○b	○b	—	○[7]	—
	リン	—	—	○	○	—
	微量 鉄	○x	○x	—	○	—
	亜鉛	○b	○b	—	○	—
	銅	○b	○b	—	○	—
	マンガン	—	—	○	○	—
	ヨウ素	○a	○a	—	○	—
	セレン	○a	○a	—	○	—
	クロム	—	—	○	○	—
	モリブデン	○b	○b	—	○	—

1　一部の年齢区分についてだけ設定した場合も含む．
2　フレイル予防を図る上での留意事項を表の脚注として記載．
3　総エネルギー摂取量に占めるべき割合（％エネルギー）．
4　脂質異常症の重症化予防を目的としたコレステロールの量と，トランス脂肪酸の摂取に関する参考情報を表の脚注として記載．
5　脂質異常症の重症化予防を目的とした量を飽和脂肪酸の表の脚注に記載．
6　高血圧及び慢性腎臓病（CKD）の重症化予防を目的とした量を表の脚注として記載．
7　通常の食品以外の食品からの摂取について定めた．
a　集団内の半数の者に不足又は欠乏の症状が現れ得る摂取量をもって推定平均必要量とした栄養素．
b　集団内の半数の者で体内量が維持される摂取量をもって推定平均必要量とした栄養素．
c　集団内の半数の者で体内量が飽和している摂取量をもって推定平均必要量とした栄養素．
x　上記以外の方法で推定平均必要量が定められた栄養素．

で扱う生活習慣病は，高血圧，脂質異常症，糖尿病および慢性腎臓病（chronic kidney disease：CKD）を基本とするが，わが国において大きな健康課題であり，栄養素との関連が明らかであるとともに栄養疫学的に十分な科学的根拠が存在する場合には，その他の疾患も適宜含める．また，脳血管疾患および虚血性心疾患は，生活習慣病の重症化に伴って生じると考え，重症化予防の観点から扱うこととする．

摂取不足の回避を目的として，「推定平均必要量」（estimated average requirement：EAR）を設定する．推定平均必要量は，半数の者が必要量を満たす量である．推定平均必要量を補助する目的で「推奨量」（recommended dietary allowance：RDA）を設定する．推奨量は，ほとんどの者が充足している量である．

十分な科学的根拠が得られず，推定平均必要量と推奨量が設定できない場合は，「目安量」（adequate intake：AI）を設定する．一定の栄養状態を維持するのに十分な量であり，目安量以上を摂取している場合は不足のリスクはほとんどない．

過剰摂取による健康障害の回避を目的として，「耐容上限量」（tolerable upper intake level：UL）を設定する．十分な科学的根拠が得られない栄養素については設定しない．

一方，生活習慣病の発症予防を目的として食事摂取基準を設定する必要のある栄養素が存在する．しかしながら，そのための研究の数および質はまだ十分ではない．そこで，これらの栄養素に関して，「生活習慣病の発症予防のために現在の日本人が当面の目標とすべき摂取量」として「目標量」（tentative dietary goal for preventing life-style related diseases：DG）を設定する．なお，生活習慣病の重症化予防およびフレイル予防を目的として摂取量の基準を設定できる栄養素については，発症予防を目的とした量（目標量）とは区別して示す．

2　参照体位

参照体位（参照身長，参照体重）[1]

性　別	男　性		女　性[2]	
年齢等	参照身長（cm）	参照体重（kg）	参照身長（cm）	参照体重（kg）
0〜5　（月）	61.5	6.3	60.1	5.9
6〜11（月）	71.6	8.8	70.2	8.1
6〜8　（月）	69.8	8.4	68.3	7.8
9〜11（月）	73.2	9.1	71.9	8.4
1〜2　（歳）	85.8	11.5	84.6	11.0
3〜5　（歳）	103.6	16.5	103.2	16.1
6〜7　（歳）	119.5	22.2	118.3	21.9
8〜9　（歳）	130.4	28.0	130.4	27.4
10〜11（歳）	142.0	35.6	144.0	36.3
12〜14（歳）	160.5	49.0	155.1	47.5
15〜17（歳）	170.1	59.7	157.7	51.9
18〜29（歳）	171.0	64.5	158.0	50.3
30〜49（歳）	171.0	68.1	158.0	53.0
50〜64（歳）	169.0	68.0	155.8	53.8
65〜74（歳）	165.2	65.0	152.0	52.1
75 以上（歳）	160.8	59.6	148.0	48.8

1　0〜17歳は，日本小児内分泌学会・日本成長学会合同標準値委員会による小児の体格評価に用いる身長，体重の標準値を基に，年齢区分に応じて，当該月齢および年齢区分の中央時点における中央値を引用した．ただし，公表数値が年齢区分と合致しない場合は，同様の方法で算出した値を用いた．18歳以上は，平成 28 年国民健康・栄養調査における当該の性および年齢区分における身長・体重の中央値を用いた．
2　妊婦，授乳婦を除く．

参考　食事摂取基準の各指標を理解するための概念

　推定平均必要量や耐容上限量などの指標を理解するための概念図を下記に示す．この図は，習慣的な摂取量と摂取不足または過剰摂取に由来する健康障害のリスク，すなわち，健康障害が生じる確率との関係を概念的に示している．この概念を集団に当てはめると，摂取不足を生じる人の割合または過剰摂取によって健康障害を生じる人の割合を示す図として理解することもできる．

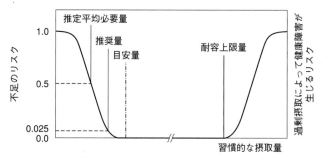

食事摂取基準の各指標（推定平均必要量，推奨量，目安量，耐容上限量）を理解するための概念図

　縦軸は，個人の場合は不足または過剰によって健康障害が生じる確率を，集団の場合は不足状態にある人または過剰摂取によって健康障害を生じる人の割合を示す．

　不足の確率が推定平均必要量では 0.5（50%）あり，推奨量では 0.02～0.03（中間値として 0.025）（2～3%または 2.5%）あることを示す．耐容上限量以上の量を摂取した場合には，過剰摂取による健康障害が生じる潜在的なリスクが存在することを示す．そして，推奨量と耐容上限量との間の摂取量では，不足のリスク，過剰摂取による健康障害が生じるリスクともに 0（ゼロ）に近いことを示す．

　目安量については，推定平均必要量および推奨量と一定の関係をもたない．しかし，推奨量と目安量を同時に算定することが可能であれば，目安量は推奨量よりも大きい（図では右方）と考えられるため，参考として付記した．

　目標量は，ここに示す概念や方法とは異なる性質のものであることから，ここには図示できない．

3 活用の基本的考え方

　健康な個人または集団を対象として，健康の保持・増進，生活習慣病の発症予防および重症化予防のための食事改善に，食事摂取基準を活用する場合は，PDCA サイクルに基づく活用を基本とする．その概要を下図に示す．まず，食事摂取状況のアセスメントにより，エネルギー・栄養素の摂取量が適切かどうかを評価する．食事評価に基づき，食事改善計画の立案，食事改善を実施し，それらの検証を行う．検証を行う際には，食事評価を行う．検証結果を踏まえ，計画や実施の内容を改善する．

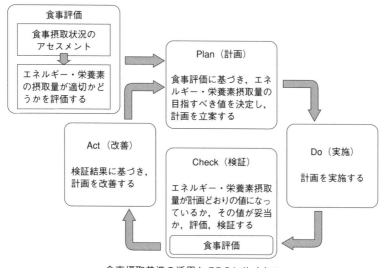

食事摂取基準の活用と PDCA サイクル

4 目的に応じた活用上の留意点

個人の食事改善を目的として食事摂取基準を活用する場合の基本的事項

目　的	用いる指標	食事摂取状況のアセスメント	食事改善の計画と実施
エネルギー摂取の過不足の評価	体重変化量 BMI	○体重変化量を測定 ○測定された BMI が，目標とする BMI の範囲を下回っていれば「不足」，上回っていれば「過剰」の恐れがないか，他の要因も含め，総合的に判断	○BMI が目標とする範囲内に留まること，またはその方向に体重が改善することを目的として立案 〈留意点〉おおむね 4 週間ごとに体重を計測記録し，16 週間以上フォローを行う
栄養素の摂取不足の評価	推定平均必要量 推奨量 目安量	○測定された摂取量と推定平均必要量および推奨量から不足の可能性とその確率を推定 ○目安量を用いる場合は，測定された摂取量と目安量を比較し，不足していないことを確認	○推奨量よりも摂取量が少ない場合は，推奨量を目指す計画を立案 ○摂取量が目安量付近かそれ以上であれば，その量を維持する計画を立案 〈留意点〉測定された摂取量が目安量を下回っている場合は，不足の有無やその程度を判断できない
栄養素の過剰摂取の評価	耐容上限量	○測定された摂取量と耐容上限量から過剰摂取の可能性の有無を推定	○耐容上限量を超えて摂取している場合は耐容上限量未満になるための計画を立案 〈留意点〉耐容上限量を超えた摂取は避けるべきであり，それを超えて摂取していることが明らかになった場合は，問題を解決するために速やかに計画を修正，実施
生活習慣病の発症予防を目的とした評価	目標量	○測定された摂取量と目標量を比較，ただし，発症予防を目的としている生活習慣病が関連する他の栄養関連因子および非栄養性の関連因子の存在とその程度も測定し，これらを総合的に考慮した上で評価	○摂取量が目標量の範囲に入ることを目的とした計画を立案 〈留意点〉発症予防を目的としている生活習慣病が関連する他の栄養関連因子および非栄養性の関連因子の存在と程度を明らかにし，これらを総合的に考慮した上で，対象とする栄養素の摂取量の改善の程度を判断．また，生活習慣病の特徴から考えて，長い年月にわたって実施可能な改善計画の立案と実施が望ましい

集団の食事改善を目的として食事摂取基準を活用する場合の基本的事項

目　的	用いる指標	食事摂取状況のアセスメント	食事改善の計画と実施
エネルギー摂取の過不足の評価	体重変化量 BMI	○体重変化量を測定 ○測定された BMI の分布から，BMI が目標とする BMI の範囲を下回っている，あるいは上回っている者の割合を算出	○BMI が目標とする範囲内に留まっている者の割合を増やすことを目的として計画を立案 〈留意点〉一定期間をおいて 2 回以上の評価を行い，その結果に基づいて計画を変更，実施
栄養素の摂取不足の評価	推定平均必要量 目安量	○測定された摂取量の分布と推定平均必要量から，推定平均必要量を下回る者の割合を算出 ○目安量を用いる場合は，摂取量の中央値と目安量を比較し，不足していないことを確認	○推定平均必要量では，推定平均必要量を下回って摂取している者の集団内における割合をできるだけ少なくするための計画を立案 ○目安量では，摂取量の中央値が目安量付近かそれ以上であれば，その量を維持するための計画を立案 〈留意点〉摂取量の中央値が目安量を下回っている場合，不足状態にあるかどうかは判断できない
栄養素の過剰摂取の評価	耐容上限量	○測定された摂取量の分布と耐容上限量から，過剰摂取の可能性を有する者の割合を算出	○集団全員の摂取量が耐容上限量未満になるための計画を立案 〈留意点〉耐容上限量を超えた摂取は避けるべきであり，超えて摂取している者がいることが明らかになった場合は，問題を解決するために速やかに計画を修正，実施
生活習慣病の発症予防を目的とした評価	目標量	○測定された摂取量の分布と目標量から，目標量の範囲を逸脱する者の割合を算出する．ただし，発症予防を目的としている生活習慣病が関連する他の栄養関連因子および非栄養性の関連因子の存在と程度も測定し，これらを総合的に考慮した上で評価	○摂取量が目標量の範囲に入る者または近づく者の割合を増やすことを目的とした計画を立案 〈留意点〉発症予防を目的としている生活習慣病が関連する他の栄養関連因子および非栄養性の関連因子の存在とその程度を明らかにし，これらを総合的に考慮した上で，対象とする栄養素の摂取量の改善の程度を判断．また，生活習慣病の特徴から考え，長い年月にわたって実施可能な改善計画の立案と実施が望ましい

5 エネルギー，栄養素

●エネルギー

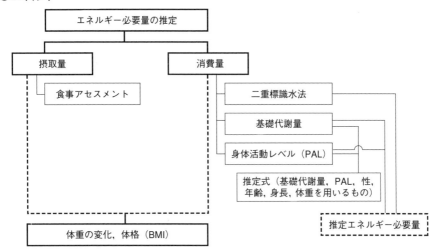

エネルギー必要量を推定するための測定法と体重変化，体格(BMI)，推定エネルギー必要量との関連

目標とする BMI の範囲（18 歳以上）[1,2]

年齢（歳）	目標とする BMI（kg/m²）
18～49	18.5～24.9
50～64	20.0～24.9
65～74[3]	21.5～24.9
75 以上[3]	21.5～24.9

1　男女共通．あくまでも参考として使用すべきである．
2　観察疫学研究において報告された総死亡率が最も低かった BMI を基に，疾患別の発症率と BMI の関連，死因と BMI との関連，喫煙や疾患の合併による BMI や死亡リスクへの影響，日本人の BMI の実態に配慮し，総合的に判断し目標とする範囲を設定．
3　高齢者では，フレイルの予防および生活習慣病の発症予防の両者に配慮する必要があることも踏まえ，当面目標とする BMI の範囲を 21.5～24.9 kg/m² とした．

参照体重における基礎代謝量

性　別	男　性			女　性		
年齢（歳）	基礎代謝基準値 （kcal/kg 体重/日）	参照体重 （kg）	基礎代謝量 （kcal/日）	基礎代謝基準値 （kcal/kg 体重/日）	参照体重 （kg）	基礎代謝量 （kcal/日）
1～2	61.0	11.5	700	59.7	11.0	660
3～5	54.8	16.5	900	52.2	16.1	840
6～7	44.3	22.2	980	41.9	21.9	920
8～9	40.8	28.0	1,140	38.3	27.4	1,050
10～11	37.4	35.6	1,330	34.8	36.3	1,260
12～14	31.0	49.0	1,520	29.6	47.5	1,410
15～17	27.0	59.7	1,610	25.3	51.9	1,310
18～29	23.7	64.5	1,530	22.1	50.3	1,110
30～49	22.5	68.1	1,530	21.9	53.0	1,160
50～64	21.8	68.0	1,480	20.7	53.8	1,110
65～74	21.6	65.0	1,400	20.7	52.1	1,080
75 以上	21.5	59.6	1,280	20.7	48.8	1,010

身体活動レベル別にみた活動内容と活動時間の代表例

身体活動レベル[1]	低い（Ⅰ） 1.50（1.40〜1.60）	ふつう（Ⅱ） 1.75（1.60〜1.90）	高い（Ⅲ） 2.00（1.90〜2.20）
日常生活の内容[2]	生活の大部分が座位で，静的な活動が中心の場合	座位中心の仕事だが，職場内での移動や立位での作業・接客等，通勤・買い物での歩行，家事，軽いスポーツ，のいずれかを含む場合	移動や立位の多い仕事への従事者，あるいは，スポーツ等余暇における活発な運動習慣を持っている場合
中程度の強度（3.0〜5.9メッツ）の身体活動の1日当たりの合計時間（時間/日）[3]	1.65	2.06	2.53
仕事での1日当たりの合計歩行時間（時間/日）[3]	0.25	0.54	1.00

1 代表値：（ ）内はおよその範囲.
2 Black, et al., Ishikawa-Takata, et al. を参考に，身体活動レベル（PAL）に及ぼす仕事時間中の労作の影響が大きいことを考慮して作成.
3 Ishikawa-Takata, et al. による.

年齢階級別にみた身体活動レベルの群分け（男女共通）

身体活動レベル	Ⅰ（低い）	Ⅱ（ふつう）	Ⅲ（高い）
1〜2（歳）	—	1.35	—
3〜5（歳）	—	1.45	—
6〜7（歳）	1.35	1.55	1.75
8〜9（歳）	1.40	1.60	1.80
10〜11（歳）	1.45	1.65	1.85
12〜14（歳）	1.50	1.70	1.90
15〜17（歳）	1.55	1.75	1.95
18〜29（歳）	1.50	1.75	2.00
30〜49（歳）	1.50	1.75	2.00
50〜64（歳）	1.50	1.75	2.00
65〜74（歳）	1.45	1.70	1.95
75以上（歳）	1.40	1.65	—

〈参考　推定エネルギー必要量（kcal/日）〉

性別	男性			女性		
身体活動レベル[1]	Ⅰ	Ⅱ	Ⅲ	Ⅰ	Ⅱ	Ⅲ
0〜5（月）	—	550	—	—	500	—
6〜8（月）	—	650	—	—	600	—
9〜11（月）	—	700	—	—	650	—
1〜2（歳）	—	950	—	—	900	—
3〜5（歳）	—	1,300	—	—	1,250	—
6〜7（歳）	1,350	1,550	1,750	1,250	1,450	1,650
8〜9（歳）	1,600	1,850	2,100	1,500	1,700	1,900
10〜11（歳）	1,950	2,250	2,500	1,850	2,100	2,350
12〜14（歳）	2,300	2,600	2,900	2,150	2,400	2,700
15〜17（歳）	2,500	2,800	3,150	2,050	2,300	2,550
18〜29（歳）	2,300	2,650	3,050	1,700	2,000	2,300
30〜49（歳）	2,300	2,700	3,050	1,750	2,050	2,350
50〜64（歳）	2,200	2,600	2,950	1,650	1,950	2,250
65〜74（歳）	2,050	2,400	2,750	1,550	1,850	2,100
75以上（歳）[2]	1,800	2,100	—	1,400	1,650	—
妊婦（付加量）[3] 初期				+50	+50	+50
中期				+250	+250	+250
後期				+450	+450	+450
授乳婦（付加量）				+350	+350	+350

1 身体活動レベルは，低い，ふつう，高いの三つのレベルとして，それぞれⅠ，Ⅱ，Ⅲで示した.
2 レベルⅡは自立している者，レベルⅠは自宅にいてほとんど外出しない者に相当する．レベルⅠは高齢者施設で自立に近い状態で過ごしている者にも適用できる値である.
3 妊婦個々の体格や妊娠中の体重増加量および胎児の発育状況の評価を行うことが必要である.
注1：活用に当たっては，食事摂取状況のアセスメント，体重およびBMIの把握を行い，エネルギーの過不足は，体重の変化またはBMIを用いて評価すること.
注2：身体活動レベルⅠの場合，少ないエネルギー消費量に見合った少ないエネルギー摂取量を維持することになるため，健康の保持・増進の観点からは，身体活動量を増加させる必要がある.

●たんぱく質 （推定平均必要量，推奨量，目安量：g/日，目標量：％エネルギー）

性　別	男　性				女　性			
年齢等	推定平均必要量	推奨量	目安量	目標量[1]	推定平均必要量	推奨量	目安量	目標量[1]
0～5　（月）	—	—	10	—	—	—	10	—
6～8　（月）	—	—	15	—	—	—	15	—
9～11（月）	—	—	25	—	—	—	25	—
1～2　（歳）	15	20	—	13～20	15	20	—	13～20
3～5　（歳）	20	25	—	13～20	20	25	—	13～20
6～7　（歳）	25	30	—	13～20	25	30	—	13～20
8～9　（歳）	30	40	—	13～20	30	40	—	13～20
10～11（歳）	40	45	—	13～20	40	50	—	13～20
12～14（歳）	50	60	—	13～20	45	55	—	13～20
15～17（歳）	50	65	—	13～20	45	55	—	13～20
18～29（歳）	50	65	—	13～20	40	50	—	13～20
30～49（歳）	50	65	—	13～20	40	50	—	13～20
50～64（歳）	50	65	—	14～20	40	50	—	14～20
65～74（歳）[2]	50	60	—	15～20	40	50	—	15～20
75以上（歳）[2]	50	60	—	15～20	40	50	—	15～20
妊婦（付加量）初期					+0	+0	—	—[3]
中期					+5	+5	—	—[3]
後期					+20	+25	—	—[4]
授乳掃（付加量）					+15	+20	—	—[4]

1　範囲に関しては，おおむねの値を示したものであり，弾力的に運用すること．
2　65歳以上の高齢者について，フレイル予防を目的とした量を定めることは難しいが，身長・体重が参照体位に比べて小さい者や，特に75歳以上であって加齢に伴い身体活動量が大きく低下した者など，必要エネルギー摂取量が低い者では，下限が推奨量を下回る場合があり得る．この場合でも，下限は推奨量以上とすることが望ましい．
3　妊婦（初期・中期）の目標量は，13～20％エネルギーとした．
4　妊婦（後期）および授乳婦の目標量は，15～20％エネルギーとした．

●脂質

脂質 （％エネルギー）

性　別	男　性		女　性	
年齢等	目安量	目標量[1]	目安量	目標量[1]
0～5　（月）	50	—	50	—
6～11（月）	40	—	40	—
1～2　（歳）	—	20～30	—	20～30
3～5　（歳）	—	20～30	—	20～30
6～7　（歳）	—	20～30	—	20～30
8～9　（歳）	—	20～30	—	20～30
10～11（歳）	—	20～30	—	20～30
12～14（歳）	—	20～30	—	20～30
15～17（歳）	—	20～30	—	20～30
18～29（歳）	—	20～30	—	20～30
30～49（歳）	—	20～30	—	20～30
50～64（歳）	—	20～30	—	20～30
65～74（歳）	—	20～30	—	20～30
75以上（歳）	—	20～30	—	20～30
妊　婦			—	20～30
授乳婦			—	20～30

1　範囲に関しては，おおむねの値を示したものである．

	n-6 系脂肪酸（g/日）		n-3 系脂肪酸（g/日）		飽和脂肪酸(%エネルギー)[1,2]	
性　別	男　性	女　性	男　性	女　性	男　性	女　性
年齢等	目安量	目安量	目安量	目安量	目標量	目標量
0～5　（月）	4	4	0.9	0.9	—	—
6～11　（月）	4	4	0.8	0.8	—	—
1～2　（歳）	4	4	0.7	0.8	—	—
3～5　（歳）	6	6	1.1	1.0	10 以下	10 以下
6～7　（歳）	8	7	1.5	1.3	10 以下	10 以下
8～9　（歳）	8	7	1.5	1.3	10 以下	10 以下
10～11　（歳）	10	8	1.6	1.6	10 以下	10 以下
12～14　（歳）	11	9	1.9	1.6	10 以下	10 以下
15～17　（歳）	13	9	2.1	1.6	8 以下	8 以下
18～29　（歳）	11	8	2.0	1.6	7 以下	7 以下
30～49　（歳）	10	8	2.0	1.6	7 以下	7 以下
50～64　（歳）	10	8	2.2	1.9	7 以下	7 以下
65～74　（歳）	9	8	2.2	2.0	7 以下	7 以下
75 以上　（歳）	8	7	2.1	1.8	7 以下	7 以下
妊　婦		9		1.6		7 以下
授乳婦		10		1.8		7 以下

1　飽和脂肪酸と同じく，脂質異常症および循環器疾患に関与する栄養素としてコレステロールがある．コレステロールに目標量は設定しないが，これは許容される摂取量に上限が存在しないことを保証するものではない．また，脂質異常症の重症化予防の目的からは，200 mg/日未満に留めることが望ましい．
2　飽和脂肪酸と同じく，冠動脈疾患に関与する栄養素としてトランス脂肪酸がある．日本人の大多数は，トランス脂肪酸に関する世界保健機関（WHO）の目標（1％エネルギー未満）を下回っており，トランス脂肪酸の摂取による健康への影響は，飽和脂肪酸の摂取によるものと比べて小さいと考えられる．ただし，脂質に偏った食事をしている者では，留意する必要がある．トランス脂肪酸は人体にとって不可欠な栄養素ではなく，健康の保持・増進を図る上で積極的な摂取は勧められないことから，その摂取量は1％エネルギー未満に留めることが望ましく，1％エネルギー未満でもできるだけ低く留めることが望ましい．

●炭水化物

	炭水化物（％エネルギー）		食物繊維（g/日）	
性　別	男　性	女　性	男　性	女　性
年齢等	目標量[1,2]	目標量[1,2]	目標量	目標量
0～5　（月）	—	—	—	—
6～11　（月）	—	—	—	—
1～2　（歳）	50～65	50～65	—	—
3～5　（歳）	50～65	50～65	8 以上	8 以上
6～7　（歳）	50～65	50～65	10 以上	10 以上
8～9　（歳）	50～65	50～65	11 以上	11 以上
10～11　（歳）	50～65	50～65	13 以上	13 以上
12～14　（歳）	50～65	50～65	17 以上	17 以上
15～17　（歳）	50～65	50～65	19 以上	18 以上
18～29　（歳）	50～65	50～65	21 以上	18 以上
30～49　（歳）	50～65	50～65	21 以上	18 以上
50～64　（歳）	50～65	50～65	21 以上	18 以上
65～74　（歳）	50～65	50～65	20 以上	17 以上
75 以上　（歳）	50～65	50～65	20 以上	17 以上
妊　婦		50～65		18 以上
授乳婦		50～65		18 以上

1　範囲に関しては，おおむねの値を示したものである．
2　アルコールを含む．ただし，アルコールの摂取を勧めるものではない．

●エネルギー産生栄養素バランス（%エネルギー）

性別	男性				女性			
	目標量[1,2]				目標量[1,2]			
年齢等	たんぱく質[3]	脂　質[4]		炭水化物[5,6]	たんぱく質[3]	脂　質[4]		炭水化物[5,6]
		脂質	飽和脂肪酸			脂質	飽和脂肪酸	
0～11 （月）	—	—	—	—	—	—	—	—
1～2 （歳）	13～20	20～30	—	50～65	13～20	20～30	—	50～65
3～14 （歳）	13～20	20～30	10 以下	50～65	13～20	20～30	10 以下	50～65
15～17 （歳）	13～20	20～30	8 以下	50～65	13～20	20～30	8 以下	50～65
18～49 （歳）	13～20	20～30	7 以下	50～65	13～20	20～30	7 以下	50～65
50～64 （歳）	14～20	20～30	7 以下	50～65	14～20	20～30	7 以下	50～65
65～74 （歳）	15～20	20～30	7 以下	50～65	15～20	20～30	7 以下	50～65
75 以上 （歳）	15～20	20～30	7 以下	50～65	15～20	20～30	7 以下	50～65
妊婦　初期					13～20			
中期					13～20	20～30	7 以下	50～65
後期					15～20			
授乳婦					15～20			

1 必要なエネルギー量を確保した上でのバランスとすること．
2 範囲に関しては，おおむねの値を示したものであり，弾力的に運用すること．
3 65歳以上の高齢者について，フレイル予防を目的とした量を定めることは難しいが，身長・体重が参照体位に比べて小さい者や，特に75歳以上であって加齢に伴い身体活動量が大きく低下した者など，必要エネルギー摂取量が低い者では，下限が推奨量を下回る場合があり得る．この場合でも，下限は推奨量以上とすることが望ましい．
4 脂質については，その構成成分である飽和脂肪酸など，質への配慮を十分に行う必要がある．
5 アルコールを含む．ただし，アルコールの摂取を勧めるものではない．
6 食物繊維の目標量を十分に注意すること．

●脂溶性ビタミン

ビタミンA（μgRAE/日）[1]

性　別	男　性				女　性			
年齢等	推定平均必要量[2]	推奨量[2]	目安量[3]	耐容上限量[3]	推定平均必要量[2]	推奨量[2]	目安量[3]	耐容上限量[3]
0～5 （月）	—	—	300	600	—	—	300	600
6～11 （月）	—	—	400	600	—	—	400	600
1～2 （歳）	300	400	—	600	250	350	—	600
3～5 （歳）	350	450	—	700	350	500	—	850
6～7 （歳）	300	400	—	950	300	400	—	1,200
8～9 （歳）	350	500	—	1,200	350	500	—	1,500
10～11 （歳）	450	600	—	1,500	400	600	—	1,900
12～14 （歳）	550	800	—	2,100	500	700	—	2,500
15～17 （歳）	650	900	—	2,500	500	650	—	2,800
18～29 （歳）	600	850	—	2,700	450	650	—	2,700
30～49 （歳）	650	900	—	2,700	500	700	—	2,700
50～64 （歳）	650	900	—	2,700	500	700	—	2,700
65～74 （歳）	600	850	—	2,700	500	700	—	2,700
75 以上 （歳）	550	800	—	2,700	450	650	—	2,700
妊婦（付加量）初期					+0	+0	—	—
中期					+0	+0	—	—
後期					+60	+80	—	—
授乳婦（付加量）					+300	+450	—	—

1 レチノール活性当量（μgRAE）
　＝レチノール（μg）＋β-カロテン（μg）×1/12＋α-カロテン（μg）×1/24＋β-クリプトキサンチン（μg）×1/24＋その他のプロビタミンA カロテノイド（μg）×1/24
2 プロビタミンA カロテノイドを含む．
3 プロビタミンA カロテノイドを含まない．

ビタミンＤ（μg/日）[1]

性　別	男　性		女　性	
年齢等	目安量	耐容上限量	目安量	耐容上限量
0 ～ 5 （月）	5.0	25	5.0	25
6 ～11 （月）	5.0	25	5.0	25
1 ～ 2 （歳）	3.0	20	3.5	20
3 ～ 5 （歳）	3.5	30	4.0	30
6 ～ 7 （歳）	4.5	30	5.0	30
8 ～ 9 （歳）	5.0	40	6.0	40
10～11 （歳）	6.5	60	8.0	60
12～14 （歳）	8.0	80	9.5	80
15～17 （歳）	9.0	90	8.5	90
18～29 （歳）	8.5	100	8.5	100
30～49 （歳）	8.5	100	8.5	100
50～64 （歳）	8.5	100	8.5	100
65～74 （歳）	8.5	100	8.5	100
75 以上 （歳）	8.5	100	8.5	100
妊　婦			8.5	—
授乳婦			8.5	—

1　日照により皮膚でビタミンＤが産生されることを踏まえ，フレイル予防を図る者はもとより，全年齢区分を通じて，日常生活において可能な範囲内での適度な日光浴を心掛けるとともに，ビタミンＤの摂取については，日照時間を考慮に入れることが重要である．

ビタミンＥ（mg/日）[1]　　　　　　　　ビタミンＫ（μg/日）

性　別	男　性		女　性		男　性	女　性
年齢等	目安量	耐容上限量	目安量	耐容上限量	目安量	目安量
0 ～ 5 （月）	3.0	—	3.0	—	4	4
6 ～11 （月）	4.0	—	4.0	—	7	7
1 ～ 2 （歳）	3.0	150	3.0	150	50	60
3 ～ 5 （歳）	4.0	200	4.0	200	60	70
6 ～ 7 （歳）	5.0	300	5.0	300	80	90
8 ～ 9 （歳）	5.0	350	5.0	350	90	110
10～11 （歳）	5.5	450	5.5	450	110	140
12～14 （歳）	6.5	650	6.0	600	140	170
15～17 （歳）	7.0	750	5.5	650	160	150
18～29 （歳）	6.0	850	5.0	650	150	150
30～49 （歳）	6.0	900	5.5	700	150	150
50～64 （歳）	7.0	850	6.0	700	150	150
65～74 （歳）	7.0	850	6.5	650	150	150
75 以上 （歳）	6.5	750	6.5	650	150	150
妊　婦			6.5	—		150
授乳婦			7.0	—		150

1　α-トコフェロールについて算定した．α-トコフェロール以外のビタミンＥは含んでいない．

●水溶性ビタミン

ビタミン B₁ (mg/日)[1,2]

性 別	男 性			女 性		
年齢等	推定平均必要量	推奨量	目安量	推定平均必要量	推奨量	目安量
0～5 （月）	—	—	0.1	—	—	0.1
6～11 （月）	—	—	0.2	—	—	0.2
1～2 （歳）	0.4	0.5	—	0.4	0.5	—
3～5 （歳）	0.6	0.7	—	0.6	0.7	—
6～7 （歳）	0.7	0.8	—	0.7	0.8	—
8～9 （歳）	0.8	1.0	—	0.8	0.9	—
10～11 （歳）	1.0	1.2	—	0.9	1.1	—
12～14 （歳）	1.2	1.4	—	1.1	1.3	—
15～17 （歳）	1.3	1.5	—	1.0	1.2	—
18～29 （歳）	1.2	1.4	—	0.9	1.1	—
30～49 （歳）	1.2	1.4	—	0.9	1.1	—
50～64 （歳）	1.1	1.3	—	0.9	1.1	—
65～74 （歳）	1.1	1.3	—	0.9	1.1	—
75 以上 （歳）	1.0	1.2	—	0.8	0.9	—
妊 婦 （付加量）				+0.2	+0.2	—
授乳婦 （付加量）				+0.2	+0.2	—

1 チアミン塩化物塩酸塩（分子量＝337.3）の重量として示した.
2 身体活動レベルⅡの推定エネルギー必要量を用いて算定した.
特記事項：推定平均必要量は，ビタミン B₁ の欠乏症である脚気を予防するに足る最小必要量からではなく，尿中にビタミン B₁ の排泄量が増大し始める摂取量（体内飽和量）から算定.

ビタミン B₂ (mg/日)[1]

性 別	男 性			女 性		
年齢等	推定平均必要量	推奨量	目安量	推定平均必要量	推奨量	目安量
0～5 （月）	—	—	0.3	—	—	0.3
6～11 （月）	—	—	0.4	—	—	0.4
1～2 （歳）	0.5	0.6	—	0.5	0.5	—
3～5 （歳）	0.7	0.8	—	0.6	0.8	—
6～7 （歳）	0.8	0.9	—	0.7	0.9	—
8～9 （歳）	0.9	1.1	—	0.9	1.0	—
10～11 （歳）	1.1	1.4	—	1.0	1.3	—
12～14 （歳）	1.3	1.6	—	1.2	1.4	—
15～17 （歳）	1.4	1.7	—	1.2	1.4	—
18～29 （歳）	1.3	1.6	—	1.0	1.2	—
30～49 （歳）	1.3	1.6	—	1.0	1.2	—
50～64 （歳）	1.2	1.5	—	1.0	1.2	—
65～74 （歳）	1.2	1.5	—	1.0	1.2	—
75 以上 （歳）	1.1	1.3	—	0.9	1.0	—
妊 婦 （付加量）				+0.2	+0.3	—
授乳婦 （付加量）				+0.5	+0.6	—

1 身体活動レベルⅡの推定エネルギー必要量を用いて算定した.
特記事項：推定平均必要量は，ビタミン B₂ の欠乏症である口唇炎，口角炎，舌炎などの皮膚炎を予防するに足る最小摂取量からではなく，尿中にビタミン B₂ の排泄量が増大し始める摂取量（体内飽和量）から算定.

ナイアシン（mgNE/日）[1,2]

性　別	男　性				女　性			
年齢等	推定平均必要量	推奨量	目安量	耐容上限量[3]	推定平均必要量	推奨量	目安量	耐容上限量[3]
0〜5　（月）[4]	—	—	2	—	—	—	2	—
6〜11（月）	—	—	3	—	—	—	3	—
1〜2　（歳）	5	6	—	60　(15)	4	5	—	60　(15)
3〜5　（歳）	6	8	—	80　(20)	6	7	—	80　(20)
6〜7　（歳）	7	9	—	100　(30)	7	8	—	100　(30)
8〜9　（歳）	9	11	—	150　(35)	8	10	—	150　(35)
10〜11（歳）	11	13	—	200　(45)	10	10	—	150　(45)
12〜14（歳）	12	15	—	250　(60)	12	14	—	250　(60)
15〜17（歳）	14	17	—	300　(70)	11	13	—	250　(65)
18〜29（歳）	13	15	—	300　(80)	9	11	—	250　(65)
30〜49（歳）	13	15	—	350　(85)	10	12	—	250　(65)
50〜64（歳）	12	14	—	350　(85)	9	11	—	250　(65)
65〜74（歳）	12	14	—	300　(80)	9	11	—	250　(65)
75以上（歳）	11	13	—	300　(75)	9	10	—	250　(60)
妊　婦（付加量）					+0	+0	—	—
授乳婦（付加量）					+3	+3	—	—

1　ナイアシン当量（NE）＝ナイアシン＋1/60トリプトファンで示した.
2　身体活動レベルⅡの推定エネルギー必要量を用いて算定した.
3　ニコチンアミドの重量（mg/日），（　）内はニコチン酸の重量（mg/日）.
4　単位はmg/日.

ビタミンB6（mg/日）[1]

性　別	男　性				女　性			
年齢等	推定平均必要量	推奨量	目安量	耐容上限量[2]	推定平均必要量	推奨量	目安量	耐容上限量[2]
0〜5　（月）	—	—	0.2	—	—	—	0.2	—
6〜11（月）	—	—	0.3	—	—	—	0.3	—
1〜2　（歳）	0.4	0.5	—	10	0.4	0.5	—	10
3〜5　（歳）	0.5	0.6	—	15	0.5	0.6	—	15
6〜7　（歳）	0.7	0.8	—	20	0.6	0.7	—	20
8〜9　（歳）	0.8	0.9	—	25	0.8	0.9	—	25
10〜11（歳）	1.0	1.1	—	30	1.0	1.1	—	30
12〜14（歳）	1.2	1.4	—	40	1.0	1.3	—	40
15〜17（歳）	1.2	1.5	—	50	1.0	1.3	—	45
18〜29（歳）	1.1	1.4	—	55	1.0	1.1	—	45
30〜49（歳）	1.1	1.4	—	60	1.0	1.1	—	45
50〜64（歳）	1.1	1.4	—	55	1.0	1.1	—	45
65〜74（歳）	1.1	1.4	—	50	1.0	1.1	—	40
75以上（歳）	1.1	1.4	—	50	1.0	1.1	—	40
妊　婦（付加量）					+0.2	+0.2	—	—
授乳婦（付加量）					+0.3	+0.3	—	—

1　たんぱく質の推奨量を用いて算定した（妊婦・授乳婦の付加量は除く）.
2　ピリドキシン（分子量＝169.2）の重量として示した.

ビタミンB$_{12}$（μg/日）[1]

性　別	男　性			女　性		
年齢等	推定平均必要量	推奨量	目安量	推定平均必要量	推奨量	目安量
0～5 （月）	—	—	0.4	—	—	0.4
6～11 （月）	—	—	0.5	—	—	0.5
1～2 （歳）	0.8	0.9	—	0.8	0.9	—
3～5 （歳）	0.9	1.1	—	0.9	1.1	—
6～7 （歳）	1.1	1.3	—	1.1	1.3	—
8～9 （歳）	1.3	1.6	—	1.3	1.6	—
10～11 （歳）	1.6	1.9	—	1.6	1.9	—
12～14 （歳）	2.0	2.4	—	2.0	2.4	—
15～17 （歳）	2.0	2.4	—	2.0	2.4	—
18～29 （歳）	2.0	2.4	—	2.0	2.4	—
30～49 （歳）	2.0	2.4	—	2.0	2.4	—
50～64 （歳）	2.0	2.4	—	2.0	2.4	—
65～74 （歳）	2.0	2.4	—	2.0	2.4	—
75 以上 （歳）	2.0	2.4	—	2.0	2.4	—
妊　婦（付加量）				+0.3	+0.4	—
授乳婦（付加量）				+0.7	+0.8	—

1　シアノコバラミン（分子量＝1,355.37）の重量として示した.

葉酸（μg/日）[1]

性　別	男　性				女　性			
年齢等	推定平均必要量	推奨量	目安量	耐容上限量[2]	推定平均必要量	推奨量	目安量	耐容上限量[2]
0～5 （月）	—	—	40	—	—	—	40	—
6～11 （月）	—	—	60	—	—	—	60	—
1～2 （歳）	80	90	—	200	90	90	—	200
3～5 （歳）	90	110	—	300	90	110	—	300
6～7 （歳）	110	140	—	400	110	140	—	400
8～9 （歳）	130	160	—	500	130	160	—	500
10～11 （歳）	160	190	—	700	160	190	—	700
12～14 （歳）	200	240	—	900	200	240	—	900
15～17 （歳）	220	240	—	900	200	240	—	900
18～29 （歳）	200	240	—	900	200	240	—	900
30～49 （歳）	200	240	—	1,000	200	240	—	1,000
50～64 （歳）	200	240	—	1,000	200	240	—	1,000
65～74 （歳）	200	240	—	900	200	240	—	900
75 以上 （歳）	200	240	—	900	200	240	—	900
妊　婦（付加量）[3,4]					+200	+240	—	—
授乳婦（付加量）					+80	+100	—	—

1　プテロイルモノグルタミン酸（分子量＝441.40）の重量として示した.
2　通常の食品以外の食品に含まれる葉酸（狭義の葉酸）に適用する.
3　妊娠を計画している女性，妊娠の可能性がある女性および妊娠初期の妊婦は，胎児の神経管閉鎖障害のリスク低減のために，通常の食品以外の食品に含まれる葉酸（狭義の葉酸）を 400 μg/日摂取することが望まれる.
4　付加量は，中期および後期にのみ設定した.

| | パントテン酸（mg/日） | | ビオチン（µg/日） | |
| 性別 | 男性 | 女性 | 男性 | 女性 |
年齢等	目安量	目安量	目安量	目安量
0～5（月）	4	4	4	4
6～11（月）	5	5	5	5
1～2（歳）	3	4	20	20
3～5（歳）	4	4	20	20
6～7（歳）	5	5	30	30
8～9（歳）	6	5	30	30
10～11（歳）	6	6	40	40
12～14（歳）	7	6	50	50
15～17（歳）	7	6	50	50
18～29（歳）	5	5	50	50
30～49（歳）	5	5	50	50
50～64（歳）	6	5	50	50
65～74（歳）	6	5	50	50
75以上（歳）	6	5	50	50
妊婦		5		50
授乳婦		6		50

ビタミンC（mg/日）[1]

| | 男性 | | | 女性 | | |
| 性別 | 推定平均必要量 | 推奨量 | 目安量 | 推定平均必要量 | 推奨量 | 目安量 |
年齢等						
0～5（月）	—	—	40	—	—	40
6～11（月）	—	—	40	—	—	40
1～2（歳）	35	40	—	35	40	—
3～5（歳）	40	50	—	40	50	—
6～7（歳）	50	60	—	50	60	—
8～9（歳）	60	70	—	60	70	—
10～11（歳）	70	85	—	70	85	—
12～14（歳）	85	100	—	85	100	—
15～17（歳）	85	100	—	85	100	—
18～29（歳）	85	100	—	85	100	—
30～49（歳）	85	100	—	85	100	—
50～64（歳）	85	100	—	85	100	—
65～74（歳）	80	100	—	80	100	—
75以上（歳）	80	100	—	80	100	—
妊婦（付加量）				＋10	＋10	—
授乳婦（付加量）				＋40	＋45	—

1　L-アスコルビン酸（分子量＝176.12）の重量で示した.
特記事項：推定平均必要量は，ビタミンCの欠乏症である壊血病を予防するに足る最小量からではなく，心臓血管系の疾病予防効果および抗酸化作用の観点から算定.

●多量ミネラル

ナトリウム〔mg/日，（ ）は食塩相当量（g/日）〕[1]

性別	男性			女性		
年齢等	推定平均必要量	目安量	目標量	推定平均必要量	目安量	目標量
0～5（月）	—	100（0.3）	—	—	100（0.3）	—
6～11（月）	—	600（1.5）	—	—	600（1.5）	—
1～2（歳）	—	—	（3.0 未満）	—	—	（3.0 未満）
3～5（歳）	—	—	（3.5 未満）	—	—	（3.5 未満）
6～7（歳）	—	—	（4.5 未満）	—	—	（4.5 未満）
8～9（歳）	—	—	（5.0 未満）	—	—	（5.0 未満）
10～11（歳）	—	—	（6.0 未満）	—	—	（6.0 未満）
12～14（歳）	—	—	（7.0 未満）	—	—	（6.5 未満）
15～17（歳）	—	—	（7.5 未満）	—	—	（6.5 未満）
18～29（歳）	600（1.5）	—	（7.5 未満）	600（1.5）	—	（6.5 未満）
30～49（歳）	600（1.5）	—	（7.5 未満）	600（1.5）	—	（6.5 未満）
50～64（歳）	600（1.5）	—	（7.5 未満）	600（1.5）	—	（6.5 未満）
65～74（歳）	600（1.5）	—	（7.5 未満）	600（1.5）	—	（6.5 未満）
75 以上（歳）	600（1.5）	—	（7.5 未満）	600（1.5）	—	（6.5 未満）
妊　婦				600（1.5）	—	（6.5 未満）
授乳婦				600（1.5）	—	（6.5 未満）

1 高血圧および慢性腎臓病（CKD）の重症化予防のための食塩相当量の量は，男女とも 6.0 g/日未満とした．

カリウム（mg/日）

性別	男性		女性	
年齢等	目安量	目標量	目安量	目標量
0～5（月）	400	—	400	—
6～11（月）	700	—	700	—
1～2（歳）	900	—	900	—
3～5（歳）	1,000	1,400 以上	1,000	1,400 以上
6～7（歳）	1,300	1,800 以上	1,200	1,800 以上
8～9（歳）	1,500	2,000 以上	1,500	2,000 以上
10～11（歳）	1,800	2,200 以上	1,800	2,000 以上
12～14（歳）	2,300	2,400 以上	1,900	2,400 以上
15～17（歳）	2,700	3,000 以上	2,000	2,600 以上
18～29（歳）	2,500	3,000 以上	2,000	2,600 以上
30～49（歳）	2,500	3,000 以上	2,000	2,600 以上
50～64（歳）	2,500	3,000 以上	2,000	2,600 以上
65～74（歳）	2,500	3,000 以上	2,000	2,600 以上
75 以上（歳）	2,500	3,000 以上	2,000	2,600 以上
妊　婦			2,000	2,600 以上
授乳婦			2,200	2,600 以上

カルシウム（mg/日）

性別	男性				女性			
年齢等	推定平均必要量	推奨量	目安量	耐容上限量	推定平均必要量	推奨量	目安量	耐容上限量
0～5（月）	—	—	200	—	—	—	200	—
6～11（月）	—	—	250	—	—	—	250	—
1～2（歳）	350	450	—	—	350	400	—	—
3～5（歳）	500	600	—	—	450	550	—	—
6～7（歳）	500	600	—	—	450	550	—	—
8～9（歳）	550	650	—	—	600	750	—	—
10～11（歳）	600	700	—	—	600	750	—	—
12～14（歳）	850	1,000	—	—	700	800	—	—
15～17（歳）	650	800	—	—	550	650	—	—
18～29（歳）	650	800	—	2,500	550	650	—	2,500
30～49（歳）	600	750	—	2,500	550	650	—	2,500
50～64（歳）	600	750	—	2,500	550	650	—	2,500
65～74（歳）	600	750	—	2,500	550	650	—	2,500
75 以上（歳）	600	700	—	2,500	500	600	—	2,500
妊　婦（付加量）					+0	+0	—	—
授乳婦（付加量）					+0	+0	—	—

マグネシウム（mg/日）

性　別	男　性				女　性			
年齢等	推定平均必要量	推奨量	目安量	耐容上限量[1]	推定平均必要量	推奨量	目安量	耐容上限量[1]
0～5（月）	—	—	20	—	—	—	20	—
6～11（月）	—	—	60	—	—	—	60	—
1～2（歳）	60	70	—	—	60	70	—	—
3～5（歳）	80	100	—	—	80	100	—	—
6～7（歳）	110	130	—	—	110	130	—	—
8～9（歳）	140	170	—	—	140	160	—	—
10～11（歳）	180	210	—	—	180	220	—	—
12～14（歳）	250	290	—	—	240	290	—	—
15～17（歳）	300	360	—	—	260	310	—	—
18～29（歳）	280	340	—	—	230	270	—	—
30～49（歳）	310	370	—	—	240	290	—	—
50～64（歳）	310	370	—	—	240	290	—	—
65～74（歳）	290	350	—	—	230	280	—	—
75以上（歳）	270	320	—	—	220	260	—	—
妊　婦（付加量）					+30	+40	—	—
授乳婦（付加量）					+0	+0	—	—

1　通常の食品以外からの摂取量の耐容上限量は，成人の場合350 mg/日，小児では5 mg/kg体重/日とした．それ以外の通常の食品からの摂取の場合，耐容上限量は設定しない．

リン（mg/日）

性　別	男　性		女　性	
年齢等	目安量	耐容上限量	目安量	耐容上限量
0～5（月）	120	—	120	—
6～11（月）	260	—	260	—
1～2（歳）	500	—	500	—
3～5（歳）	700	—	700	—
6～7（歳）	900	—	800	—
8～9（歳）	1,000	—	1,000	—
10～11（歳）	1,100	—	1,000	—
12～14（歳）	1,200	—	1,000	—
15～17（歳）	1,200	—	900	—
18～29（歳）	1,000	3,000	800	3,000
30～49（歳）	1,000	3,000	800	3,000
50～64（歳）	1,000	3,000	800	3,000
65～74（歳）	1,000	3,000	800	3,000
75以上（歳）	1,000	3,000	800	3,000
妊　婦			800	—
授乳婦			800	—

●微量ミネラル

鉄（mg/日）

性別	男性				女性					
					月経なし		月経あり			
年齢等	推定平均必要量	推奨量	目安量	耐容上限量	推定平均必要量	推奨量	推定平均必要量	推奨量	目安量	耐容上限量
0〜5（月）	—	—	0.5	—	—	—	—	—	0.5	—
6〜11（月）	3.5	5.0	—	—	3.5	4.5	—	—	—	—
1〜2（歳）	3.0	4.5	—	25	3.0	4.5	—	—	—	20
3〜5（歳）	4.0	5.5	—	25	4.0	5.5	—	—	—	25
6〜7（歳）	5.0	5.5	—	30	4.5	5.5	—	—	—	30
8〜9（歳）	6.0	7.0	—	35	6.0	7.5	—	—	—	35
10〜11（歳）	7.0	8.5	—	35	7.0	8.5	10.0	12.0	—	35
12〜14（歳）	8.0	10.0	—	40	7.0	8.5	10.0	12.0	—	40
15〜17（歳）	8.0	10.0	—	50	5.5	7.0	8.5	10.5	—	40
18〜29（歳）	6.5	7.5	—	50	5.5	6.5	8.5	10.5	—	40
30〜49（歳）	6.5	7.5	—	50	5.5	6.5	9.0	10.5	—	40
50〜64（歳）	6.5	7.5	—	50	5.5	6.5	9.0	11.0	—	40
65〜74（歳）	6.0	7.5	—	50	5.0	6.0	—	—	—	40
75以上（歳）	6.0	7.0	—	50	5.0	6.0	—	—	—	40
妊婦（付加量）　初期					+2.0	+2.5	—	—	—	—
中期・後期					+8.0	+9.5	—	—	—	—
授乳婦（付加量）					+2.0	+2.5	—	—	—	—

亜鉛（mg/日）

性別	男性				女性			
年齢等	推定平均必要量	推奨量	目安量	耐容上限量	推定平均必要量	推奨量	目安量	耐容上限量
0〜5（月）	—	—	2	—	—	—	2	—
6〜11（月）	—	—	3	—	—	—	3	—
1〜2（歳）	3	3	—	—	2	3	—	—
3〜5（歳）	3	4	—	—	3	3	—	—
6〜7（歳）	4	5	—	—	3	4	—	—
8〜9（歳）	5	6	—	—	4	5	—	—
10〜11（歳）	6	7	—	—	5	6	—	—
12〜14（歳）	9	10	—	—	7	8	—	—
15〜17（歳）	10	12	—	—	7	8	—	—
18〜29（歳）	9	11	—	40	7	8	—	35
30〜49（歳）	9	11	—	45	7	8	—	35
50〜64（歳）	9	11	—	45	7	8	—	35
65〜74（歳）	9	11	—	40	7	8	—	35
75以上（歳）	9	10	—	40	6	8	—	30
妊婦（付加量）					+1	+2	—	—
授乳婦（付加量）					+3	+4	—	—

銅（mg/日）

性　別	男　性				女　性			
年齢等	推定平均必要量	推奨量	目安量	耐容上限量	推定平均必要量	推奨量	目安量	耐容上限量
0 〜 5 （月）	—	—	0.3	—	—	—	0.3	—
6 〜11 （月）	—	—	0.3	—	—	—	0.3	—
1 〜 2 （歳）	0.3	0.3	—	—	0.2	0.3	—	—
3 〜 5 （歳）	0.3	0.4	—	—	0.3	0.3	—	—
6 〜 7 （歳）	0.4	0.4	—	—	0.4	0.4	—	—
8 〜 9 （歳）	0.4	0.5	—	—	0.4	0.5	—	—
10〜11 （歳）	0.5	0.6	—	—	0.5	0.6	—	—
12〜14 （歳）	0.7	0.8	—	—	0.6	0.8	—	—
15〜17 （歳）	0.8	0.9	—	—	0.6	0.7	—	—
18〜29 （歳）	0.7	0.9	—	7	0.6	0.7	—	7
30〜49 （歳）	0.7	0.9	—	7	0.6	0.7	—	7
50〜64 （歳）	0.7	0.9	—	7	0.6	0.7	—	7
65〜74 （歳）	0.7	0.9	—	7	0.6	0.7	—	7
75 以上 （歳）	0.7	0.8	—	7	0.6	0.7	—	7
妊　婦（付加量）					+0.1	+0.1	—	—
授乳婦（付加量）					+0.5	+0.6	—	—

マンガン（mg/日）

性　別	男　性		女　性	
年齢等	目安量	耐容上限量	目安量	耐容上限量
0 〜 5 （月）	0.01	—	0.01	—
6 〜11 （月）	0.5	—	0.5	—
1 〜 2 （歳）	1.5	—	1.5	—
3 〜 5 （歳）	1.5	—	1.5	—
6 〜 7 （歳）	2.0	—	2.0	—
8 〜 9 （歳）	2.5	—	2.5	—
10〜11 （歳）	3.0	—	3.0	—
12〜14 （歳）	4.0	—	4.0	—
15〜17 （歳）	4.5	—	3.5	—
18〜29 （歳）	4.0	11	3.5	11
30〜49 （歳）	4.0	11	3.5	11
50〜64 （歳）	4.0	11	3.5	11
65〜74 （歳）	4.0	11	3.5	11
75 以上 （歳）	4.0	11	3.5	11
妊　婦			3.5	—
授乳婦			3.5	—

ヨウ素（µg/日）

性　別	男　性				女　性			
年齢等	推定平均 必要量	推奨量	目安量	耐容上限量	推定平均 必要量	推奨量	目安量	耐容上限量
0 〜 5 （月）	—	—	100	250	—	—	100	250
6 〜11 （月）	—	—	130	250	—	—	130	250
1 〜 2 （歳）	35	50	—	300	35	50	—	300
3 〜 5 （歳）	45	60	—	400	45	60	—	400
6 〜 7 （歳）	55	75	—	550	55	75	—	550
8 〜 9 （歳）	65	90	—	700	65	90	—	700
10〜11 （歳）	80	110	—	900	80	110	—	900
12〜14 （歳）	95	140	—	2,000	95	140	—	2,000
15〜17 （歳）	100	140	—	3,000	100	140	—	3,000
18〜29 （歳）	95	130	—	3,000	95	130	—	3,000
30〜49 （歳）	95	130	—	3,000	95	130	—	3,000
50〜64 （歳）	95	130	—	3,000	95	130	—	3,000
65〜74 （歳）	95	130	—	3,000	95	130	—	3,000
75 以上 （歳）	95	130	—	3,000	95	130	—	3,000
妊　婦（付加量）					+75	+110	—	—[1]
授乳婦（付加量）					+100	+140	—	—[1]

1　妊婦および授乳婦の耐容上限量は，2,000 µg/日とした．

セレン（µg/日）

性　別	男　性				女　性			
年齢等	推定平均 必要量	推奨量	目安量	耐容上限量	推定平均 必要量	推奨量	目安量	耐容上限量
0 〜 5 （月）	—	—	15	—	—	—	15	—
6 〜11 （月）	—	—	15	—	—	—	15	—
1 〜 2 （歳）	10	10	—	100	10	10	—	100
3 〜 5 （歳）	10	15	—	100	10	10	—	100
6 〜 7 （歳）	15	15	—	150	15	15	—	150
8 〜 9 （歳）	15	20	—	200	15	20	—	200
10〜11 （歳）	20	25	—	250	20	25	—	250
12〜14 （歳）	25	30	—	350	25	30	—	300
15〜17 （歳）	30	35	—	400	20	25	—	350
18〜29 （歳）	25	30	—	450	20	25	—	350
30〜49 （歳）	25	30	—	450	20	25	—	350
50〜64 （歳）	25	30	—	450	20	25	—	350
65〜74 （歳）	25	30	—	450	20	25	—	350
75 以上 （歳）	25	30	—	400	20	25	—	350
妊　婦（付加量）					+5	+5	—	—
授乳婦（付加量）					+15	+20	—	—

クロムの食事摂取基準（μg/日）

性　別	男　性		女　性	
年齢等	目安量	耐容上限量	目安量	耐容上限量
0〜5　（月）	0.8	—	0.8	—
6〜11　（月）	1.0	—	1.0	—
1〜2　（歳）	—	—	—	—
3〜5　（歳）	—	—	—	—
6〜7　（歳）	—	—	—	—
8〜9　（歳）	—	—	—	—
10〜11（歳）	—	—	—	—
12〜14（歳）	—	—	—	—
15〜17（歳）	—	—	—	—
18〜29（歳）	10	500	10	500
30〜49（歳）	10	500	10	500
50〜64（歳）	10	500	10	500
65〜74（歳）	10	500	10	500
75 以上（歳）	10	500	10	500
妊　婦			10	—
授乳婦			10	—

モリブデン（μg/日）

性　別	男　性				女　性			
年齢等	推定平均必要量	推奨量	目安量	耐容上限量	推定平均必要量	推奨量	目安量	耐容上限量
0〜5　（月）	—	—	2	—	—	—	2	—
6〜11　（月）	—	—	5	—	—	—	5	—
1〜2　（歳）	10	10	—	—	10	10	—	—
3〜5　（歳）	10	10	—	—	10	10	—	—
6〜7　（歳）	10	15	—	—	10	15	—	—
8〜9　（歳）	15	20	—	—	15	15	—	—
10〜11（歳）	15	20	—	—	15	20	—	—
12〜14（歳）	20	25	—	—	20	25	—	—
15〜17（歳）	25	30	—	—	20	25	—	—
18〜29（歳）	20	30	—	600	20	25	—	500
30〜49（歳）	25	30	—	600	20	25	—	500
50〜64（歳）	25	30	—	600	20	25	—	500
65〜74（歳）	20	30	—	600	20	25	—	500
75 以上（歳）	20	25	—	600	20	25	—	500
妊　婦（付加量）					+0	+0	—	—
授乳婦（付加量）					+3	+3	—	—

メモ

メモ

メモ

「日本人の食事摂取基準（2020 年版）」策定検討会報告書，「日本人の食事摂取基準」策定
検討会，最終更新：令和 2 年 1 月 21 日.
https://www.mhlw.go.jp/content/10904750/000586553.pdf より作成.

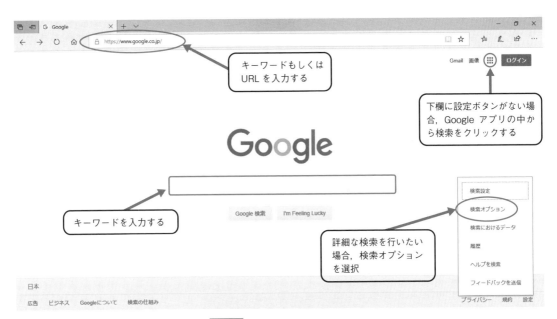

図 4.2 Google の検索サイト

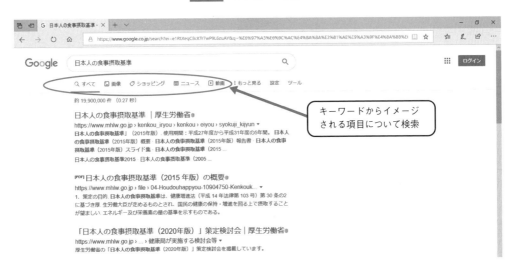

図 4.3 「日本人の食事摂取基準」でのキーワード検索

③ 検索オプションを用いた検索方法

　Google などでは，検索オプションからも詳細な検索が可能である．検索オプションは，検索ページの下欄にある設定から選択することができる（図 4.2）．

　検索オプションでは，「すべてのキーワードを含む」，「語順も完全一致」，「いずれかのキーワードを含む」，「含めないキーワード」などをそれぞれ指定することができるので，効果的に組み合わせることで，条件に合った情報の検索が可能となる（図 4.5）．

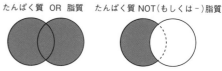

たんぱく質 AND 脂質	たんぱく質 OR 脂質	たんぱく質 NOT（もしくは－）脂質
AND 検索	OR 検索	NOT 検索
「たんぱく質」と「脂質」の両方を含む Web サイトを検索	「たんぱく質」または「脂質」のいずれかを含む Web サイトを検索	「たんぱく質」を含み「脂質」を含まない Web サイトを検索

図 4.4　複数のキーワードを組み合わせた検索方法

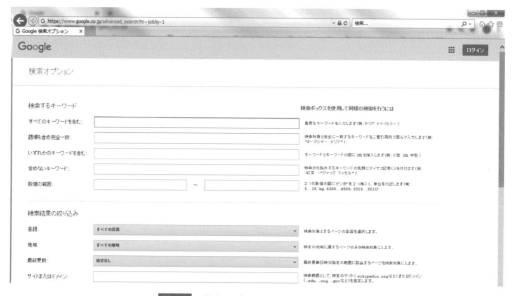

図 4.5　検索オプションを用いた検索方法

（3）インターネットを活用した栄養情報の収集

　栄養情報に関する情報を収集する際にも，インターネットやスマートフォンが多く活用される．国・政府機関からの資料や統計データ，学術論文，栄養療法に関するガイドラインなどの多くがインターネットから閲覧できる．

　しかし，インターネットを通じて簡単に栄養情報を得られるようになった反面，これらの栄養情報のなかには商品の販売など，営利を目的としたものや栄養の専門知識をもたない者が編集した情報が混在している．

① インターネットを用いた栄養情報の探し方

　インターネットでは，誰でも情報を発信することができる．そこで，私たちはその情報の信頼性について確認する必要がある．

　信頼性の高い情報かどうかを調べるためのおもなポイントは，

ⅰ）国や公的機関から提供される情報を利用

　公的機関からの情報は，複数の専門家によって情報内容について検討されていることが多く，客観性が保たれており，情報の誤りも少ないため積極的に活用していく．

ⅱ）最新情報を利用

　栄養情報は日々更新されていく．統計データやガイドラインなどは定期的に最新データに更新されるため，情報を入手するときには，データが最新のものか，いつごろ更新された情報かなどを確認する．

ⅲ）営利目的でないサイトの情報を利用

　企業などから発信される情報は，一見客観的な情報に見えても，商品の販売などの目的のために曲解された情報や，都合のよい情報だけを載せている場合があるため注意する．

ⅳ）情報提供者が明らかな情報を利用

　誰によって編集されたかが明らかな情報を利用するようにする．情報提供者が明らかでない場合，情報提供に関わる責任があいまいであったり，情報の質が低下する恐れがあるためである．そのため，情報提供者の名前，所属先，連絡先などが明記されているか確認する．

ⅴ）客観的な裏づけがある科学的な情報を利用

　専門家によって編集された記事でも，その内容が主観的であったり，科学的に疑わしかったりすることが多々ある．関連するデータや論文が正しく引用されているか，これまで科学的に証明されている事柄に対して相違がないかなど確認する必要がある．

ⅵ）複数の情報源で確認

　インターネット上には，誤った情報や根拠のない情報が溢れている．そのため，複数の情報源を比較しながら，その情報に誤りがないかを調べる．

② 政府機関から発信された栄養情報の調べ方

　日本人の栄養摂取状況や疾患の罹患率などの国民の基礎的な情報を知りたいときには，国から発表される資料やデータを利用することが多い．これらの情報の多くは，各省庁などのホームページから入手することができる（図4.6）．また，各自治体のホームページでは，都道府県や市町村別の詳細なデータが掲載されていることもあり，栄養教育などを実施する際には合わせて確認する．

　そのほかに，政府機関から発信されている情報ではないが，食材の有効性や安全性については，「国立健康・栄養研究所」の「健康食品の安全性・有効性情報」，各種疾患の栄養療法について，各学会のガイドラインや公益財団法人日本医療機能評価機構が運営している「Minds」などがよく利用されている（図4.7，4.8）．

ワンポイント

日本インターネット医療協議会

インターネット上の医療情報の利用の手引き
https://jima.or.jp/riyoutebiki.html

栄養教育に活用する情報収集

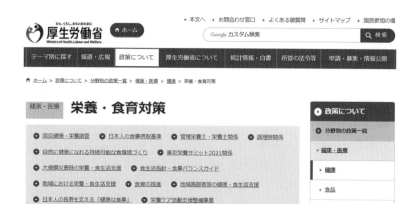

図 4.6 厚生労働省ホームページ内の栄養・食育対策に関するページ

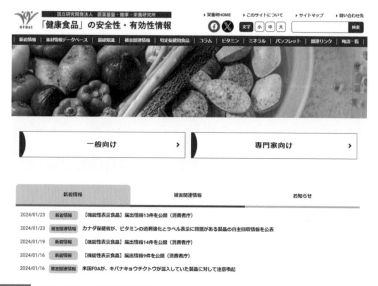

図 4.7 国立健康・栄養研究所ホームページ内の「健康食品の安全性・有効性情報」

③ 論文の検索

　最新の研究成果は，まず原著論文として学術雑誌に掲載される．原著論文とは，研究者が行っているオリジナルの研究成果をまとめたもので，世界で初めて発表される研究成果で，かつ科学的に公表する価値があるものとして，その分野の専門家が認めたものである．

　学術雑誌に掲載されている論文の検索は，「CiNii」，「医中誌」，「Google Scholar」，「PubMed」などのデータベースから検索が行われる．

ⅰ) CiNii（サイニィ）

　CiNii は国立情報科学研究所が運営しており，国内の論文，図書・雑誌などの学術情報が検索できる（図4.9）．

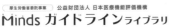

図 4.8 公益財団法人日本医療機能評価機構「Minds」

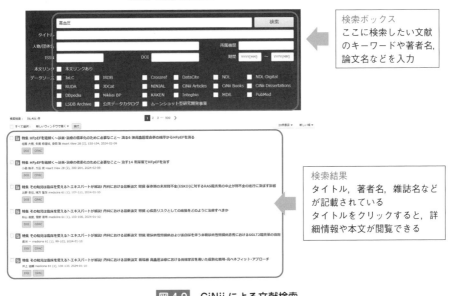

図 4.9 CiNii による文献検索

ⅱ）医中誌

　医中誌は医学中央雑誌刊行会が運営しており，国内の医学，歯学，薬学
およびその周辺分野の論文情報を検索できる（図 4.10）．医中誌は有料で
あるが，大学等の教育機関で契約されていることが多く，大学内のパソコ
ンからアクセスすることができる．

ⅲ）Google Scholar（グーグル・スカラー）

　Google Scholar は，Google が運営する検索サービスの１つである．お

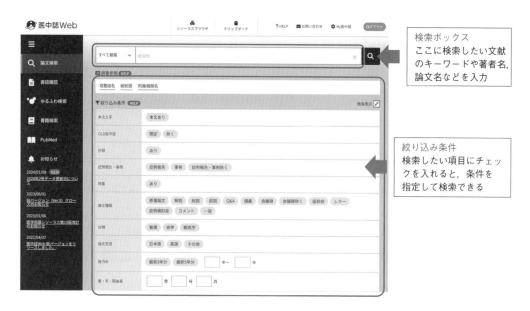

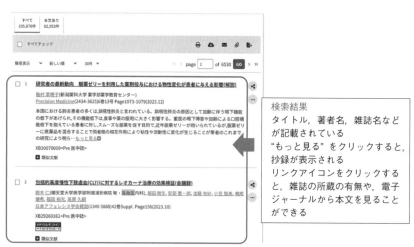

図 4.10　医中誌による文献検索

もに学術用途での検索を対象としており，国内外の論文，学術誌，出版物などについて検索できる（図 4.11）．

iv）PubMed（パブメド）

　PubMed はアメリカ国立医学図書館が運営しており，海外の生物医学文献を検索することができる．検索ボックスに英語でキーワード，著者名などを入力し検索すると，論文の抄録情報や本文を入手できる（図 4.12）．

　これらデータベース上の論文においては，無料で全文読めるものと，有料のものがある．有料のものに関しては，Web 上で料金を支払ってダウンロードするか，掲載されている学術雑誌が所属大学もしくは近隣図書館

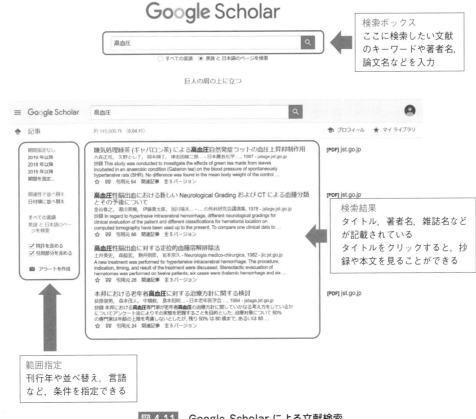

図4.11 Google Scholar による文献検索

で入手できるかを確認する．近隣の図書館にない場合は，所属大学の図書館で文献複写の手続きをして，他大学から該当する論文を取り寄せる方法がある．

④ **図書の検索**

専門書などの図書を探す場合には，まずは所属している大学や近隣の図書館に探している図書がないか調べてみる．図書館では，探している本の周囲に同じテーマの関連書籍が多く所蔵されており，探している本以外からも関連する栄養情報を手にすることができる．

ただし，図書のなかには発行年度が古いものがあるため，古い図書については図書が発行されてから情報が更新されていないか調べる必要がある．

図書館内の書籍について調べたい場合は，大学図書館のホームページなどに掲載されている「OPAC」というデータベースを利用すると，図書館内の書籍などの所蔵状況について，図書館内の端末や自分のパソコンから調べることができる（図4.13）．

栄養教育に活用する情報収集

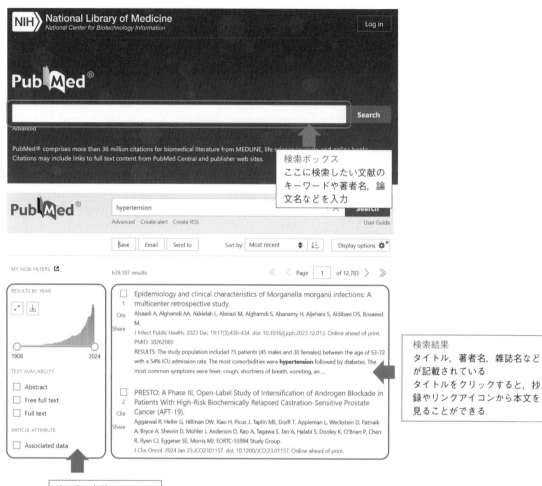

検索ボックス
ここに検索したい文献の
キーワードや著者名，論
文名などを入力

検索結果
タイトル，著者名，雑誌名など
が記載されている
タイトルをクリックすると，抄
録やリンクアイコンから本文を
見ることができる

絞り込み条件
論文の種類，本文のあり
なし，刊行年など条件を
指定できる

図 4.12　PubMed による文献検索

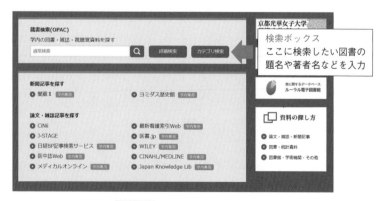

検索ボックス
ここに検索したい図書の
題名や著者名などを入力

図 4.13　OPAC による図書検索

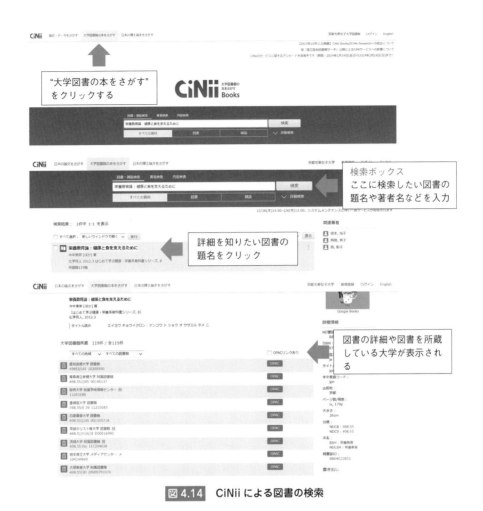

図中のラベル:
- "大学図書の本をさがす"をクリックする
- 検索ボックス ここに検索したい図書の題名や著者名などを入力
- 詳細を知りたい図書の題名をクリック
- 図書の詳細や図書を所蔵している大学が表示される

図 4.14 CiNii による図書の検索

　図書館内になかった場合には，Webcat Plus や CiNii を用いると，書籍情報や全国の大学図書館の所蔵状況などについて調べることができる（図4.14）.

　探していた資料が見つかった場合，図書館の相互利用サービスを用いて資料を閲覧することができる．資料の閲覧には，おもに次の 3 種類がある．料金や利用方法は，図書館によって異なるため，所属大学の図書館のカウンターで相談するとよい.

1) 文献複写：資料の必要な部分のコピーを取り寄せる.
2) 現物賃借：図書を借りる.
3) 直接閲覧：図書館内で閲覧する．利用には，所属大学からの紹介状などが必要となることがある.

　正しい情報を的確に選び出すことができることも，栄養士に必要な力であることを覚えておこう.

 ワンポイント

Webcat Plus
国立情報学研究所が提供する，書籍情報の検索サイト．通常の検索のほかにもキーワードからの「連想検索」で関連書まで検索できる.
http://webcatplus.nii.ac.jp/#

栄養教育に活用する情報収集

---

③ 栄養教育のために必要な情報と教材

（1）国民健康・栄養調査—日本人の食生活と栄養・健康状態を把握する—

国民の健康増進の総合的な推進を図るために健康増進法に基づいて行われる調査で，身体の状況，栄養摂取量および生活習慣の状況などを把握することができる．「健康日本21」などの健康増進施策，日本人の食事摂取基準や食生活指針の策定など，栄養施策の企画や評価の参考に使われる重要なデータである．

（2）栄養摂取の基準（ガイドライン）と栄養教育教材

① 日本人の食事摂取基準

日本人の食事摂取基準は，健康な個人や集団を対象として，国民の健康の保持・増進，生活習慣病の予防を目的とし，エネルギーおよび各栄養素の摂取量の基準を示したガイドラインである．健康増進法に基づき，厚生労働大臣が定めている．

ワンポイント

日本人の食事摂取基準
https://www.mhlw.go.jp/stf/seisakunitsuite/bunya/kenkou_iryou/kenkou/eiyou/syokuji_kijyun.html

4章

「日本人の食事摂取基準（2020 年版）」は，令和 2（2020）年度から 5 年間使用される．2020 年版では，これまでの生活習慣病の発症予防と重症化予防に加え，高齢者の低栄養予防やフレイル予防も視野に入れて策定された．

ⅰ）6 つの指標の目的と定義

エネルギーの指標として，エネルギー摂取の過不足の回避を目的として「推定エネルギー必要量」が設定されている．

栄養素の指標は，3 つの目的からなる 5 つの指標で構成される．摂取不足の回避のための「推定平均必要量」「推奨量」「目安量」，過剰摂取による健康障害の回避のための「耐容上限量」が設定されている．生活習慣病の発症予防のための「目標量」は，栄養士が対象者に合わせて決める必要がある．

ⅱ）栄養素の指標の概念

図 4.15 は，栄養素の 4 つの指標を理解するための概念図である．習慣的な摂取量と摂取不足または過剰摂取の関係を表している．

摂取不足の人の割合または過剰摂取によって健康障害を生じる人の割合を理解することができる．縦軸は，個人の場合は不足または過剰によって健康障害が生じる確率を，集団の場合は不足状態にある人または過剰摂取によって健康障害を生じる人の割合を示す．目標量は，ここに示す概念や方法とは異なる性質のものなので，ここには図示できない．

② 三色食品群

食品を赤，黄，緑の 3 色に分類したもので，赤色のグループに分類され

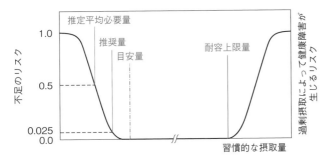

図 4.15 食事摂取基準の各指標（推定平均必要量，推奨量，目安量，耐容上限量）を理解するための概念図

縦軸は，個人の場合は不足または過剰によって健康障害が生じる確率を，集団の場合は不足状態にある人または過剰摂取によって健康障害を生じる人の割合を示す．
不足の確率が推定平均必要量では 0.5（50 %）あり，推奨量では 0.02 〜 0.03（中間値として 0.025）（2 〜 3 %または 2.5 %）あることを示す．耐容上限量以上の量を摂取した場合には，過剰摂取による健康障害が生じる潜在的なリスクが存在することを示す．そして，推奨量と耐容上限量との間の摂取量では，不足のリスク，過剰摂取による健康障害が生じるリスクともに 0（ゼロ）に近いことを示す．
耐容上限量：日常的に摂取して過剰症を起こさない量．
厚生労働省，「日本人の食事摂取基準（2020 年版）」策定検討会報告書．

栄養教育に活用する情報収集

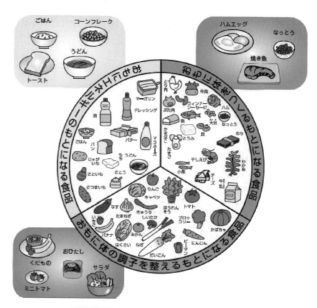

図 4.16　三色食品群を利用した教材

「食生活学習教材児童生徒用（小学校高学年用）」，文部科学省より．
　おもにからだをつくるもとになる（赤色）
　おもにからだの調子を整えるもとになる（緑色）
　おもにエネルギーのもとになる（黄色）

るのは「からだをつくる血や肉のもとになるもの」で，おもにたんぱく質を多く含む食品である．黄色のグループに分類されるのは「エネルギーとなり力や体温となるもの」で，炭水化物と脂質を多く含む食品である．緑色のグループに分類されるのは「からだの調子を整えるもの」で，ビタミン・ミネラル・食物繊維を多く含む食品である（図 4.16）．

③ 6 つの基礎食品

　毎日の食事ですべての食品群の食品を組み合わせて食べることで，バランスのよい食生活となる．昭和 33（1958）年に厚生省（当時）が提唱し，昭和 56（1981）年に改定版が出された．

　「三色食品群」と同様の分け方をしているが，さらに細かく 6 つに分類している（図 4.17）．

　各群の食品をあげる．1 群には魚，肉，卵，大豆，大豆製品．2 群には，牛乳，乳製品，海藻，小魚類．3 群には緑黄色野菜．4 群にはその他の野菜，果物．5 群には穀類，イモ類，砂糖．6 群には油脂類，脂肪の多い食品が含まれる．

　海藻は図 4.16 の三色食品群では，「おもに体をつくるもとになる食品」に入っているが，「からだの調子を整える」グループに分けられる場合もある．

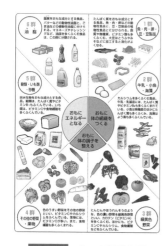

図 4.17　6 つの基礎食品

文部科学省初等中等教育局健康教育・食育科「食生活学習教材（中学生用）」
https://www.mext.go.jp/component/a_menu/education/detail/__icsFiles/afieldfile/2016/03/03/1367900_2.pdf

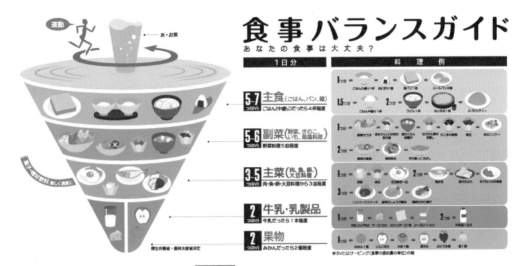

図 4.18 食事バランスガイド

・全体のデザインは，日本で古くから親しまれているコマの形をしている．
・料理区分は「主食」「副菜」「主菜」「牛乳・乳製品」「果物」の5つである．料理区分の場所は決まっていて，面積が広いほど多く食べ，狭い面積の料理は摂取量を少なくすることを表している．上から順に「主食」（黄色），「副菜」（緑色），「主菜」（赤色），左下は「牛乳・乳製品」（紫色），右下は「果物」（青色）である．「三色食品群」と同じ色が取り入れられている．
・食事だけではなく，コマの回転を「運動」，コマの軸を「水分」補給，コマのひもを「菓子・嗜好飲料」として表現している．食生活全般と運動習慣との連動も考慮されている．
・料理の数え方は「SV：serving（サービング）」または，日本語で1つ，2つと「つ」と表現する．
・妊婦のための食事バランスガイドも開発されている（図5.2参照）．

④ 食事バランスガイド

平成17（2005）年に厚生労働省と農林水産省が合同で**食事バランスガイ
ド**を作成した（図4.18，表4.1）．食習慣を改善して国民の健康増進，生活
習慣病を予防することを目的としたいわゆるフードガイドとして，**食生活
指針**（表4.2）を具体的な行動に結びつけるための食べ方のガイドライン
である．このガイドラインに沿った食生活を継続することで，食事摂取基
準を満たすことができると考えてよい．食事計画（何をどれくらい食べる
とよいかの提案）と，食事評価（何をどれくらい食べたかを振り返る）に
活用することができる．食事の量は性別，年齢，身体活動量によって異な
るため，「食事バランスガイドの使い方」（図5.8参照）や農林水産省のHP
で確認する．

栄養素や食品ではなく，日常的に私たちが食べている「料理」をどう組
み合わせて栄養バランスをとるか，1日に「何を」「どれだけ」食べたらよ
いかを具体的に示している．

「主食」は炭水化物40gで1つ，「副菜」は主材料70gで1つ，「主菜」
はたんぱく質6gで1つ，「牛乳・乳製品」はカルシウム100mgで1つ，
「果物」は100gで1つとして計算されている．おもな料理・食品に関し
て，どの料理区分で，いくつ分に当たるのかをリスト化した早見表がある
ので活用する（表4.1）．

表 4.1　食事バランスガイドのおもな料理・食品の「SV（つ）」早見表

	料理名	主食	副菜	主菜	牛乳・乳製品	果物
主食	ごはん（小盛り）	1	—	—	—	—
	ごはん（普通盛り）	1.5	—	—	—	—
	ごはん（大盛り）	2	—	—	—	—
	まぜごはん（普通盛り）	1.5	—	—	—	—
	おにぎり	1	—	—	—	—
	すし（にぎりずし8個）	2	—	2	—	—
	親子丼	2	1	2	—	—
	天丼	2	—	1	—	—
	かつ丼	2	1	3	—	—
	カレーライス	2	2	2	—	—
	チャーハン	2	1	2	—	—
	マカロニグラタン	1	—	—	2	—
	食パン（6枚切り）	1	—	—	—	—
	ロールパン（2個）	1	—	—	—	—
	ミックスサンドイッチ	1	1	1	1	—
	ハンバーガー	1	—	2	—	—
	うどん/そば/ラーメン	2	—	—	—	—
	スパゲッティ	2	1	—	—	—
	焼きそば	1	2	1	—	—
	肉まん	1	—	—	—	—
	お好み焼き	1	1	3	—	—
	たこ焼き	1	—	1	—	—
副菜	トマト/枝豆	—	1	—	—	—
	生野菜のサラダ	—	1	—	—	—
	酢の物/おひたし	—	1	—	—	—
	和えもの/ごま和え	—	1	—	—	—
	きんぴらごぼう	—	1	—	—	—
	野菜いため	—	2	—	—	—
	野菜の煮物（小ばち）	—	1	—	—	—
	野菜の煮物（中ばち）	—	2	—	—	—
	ポテトサラダ	—	1	—	—	—
	ポテトフライ	—	1	—	—	—
	コロッケ	—	2	—	—	—
	里いもの煮物	—	2	—	—	—
	きのこいため	—	1	—	—	—
	海藻サラダ	—	1	—	—	—
	ひじきの煮物	—	1	—	—	—
	具だくさんみそ汁	—	1	—	—	—
	コーンスープ	—	1	—	—	—
	野菜ジュース	—	1	—	—	—

	料理名	主食	副菜	主菜	牛乳・乳製品	果物
主菜	ウインナー	—	—	1	—	—
	焼き鳥（2本）	—	—	2	—	—
	からあげ（3個）	—	—	3	—	—
	ギョーザ・シュウマイ（5個）	—	1	2	—	—
	しょうが焼き（3枚）	—	—	3	—	—
	とんかつ	—	—	3	—	—
	ハンバーグ	—	1	3	—	—
	ミニハンバーグ	—	—	1	—	—
	肉野菜いため	—	2	2	—	—
	肉じゃが（中ばち）	—	3	1	—	—
	クリームシチュー	—	3	2	1	—
	さしみ（6切れくらい）	—	—	2	—	—
	焼き魚/煮魚	—	—	2	—	—
	魚のフライ	—	—	2	—	—
	天ぷら盛り合わせ	—	1	2	—	—
	目玉焼き/卵焼き（卵1個分）	—	—	1	—	—
	オムレツ（卵2個分）	—	—	1	—	—
	なっとう	—	—	1	—	—
	冷やっこ	—	—	1	—	—
	マーボー豆腐	—	—	2	—	—
牛乳・乳製品	牛乳（200 ml）	—	—	—	2	—
	ヨーグルト（1パック）	—	—	—	1	—
	プロセスチーズ（1個）	—	—	—	1	—
果物	みかん/かき（1個）	—	—	—	—	1
	りんご/なし（半分）	—	—	—	—	1
	いちご（6個）	—	—	—	—	1
	バナナ（1本）	—	—	—	—	1
	100% フルーツジュース	—	—	—	—	1

※この「つ（SV）」は大人が食べる標準的な量をもとに計算しています。子どもの場合は、一人前の量がこれよりも少ないこともあります。

ヒモ（お菓子・嗜好飲料）のカロリー早見表

名前	kcal	名前	kcal	名前	kcal
メロンパン（1個）	443 kcal	せんべい（3個）	206 kcal	ゼリー（1個）	102 kcal
ショートケーキ（1個）	378 kcal	クリームパン（1個）	201 kcal	チョコレート菓子（20 g）	100 kcal
アイスクリーム（小1個）	270kcal	シュークリーム（1個）	191 kcal	チョコレート（約1/4枚）	84 kcal
大福もち（1個）	255 kcal	ドーナツ（1個）	177 kcal	あめ（3つ）	78 kcal
どら焼き（1個）	241 kcal	ポテトチップス（約1/2袋）	166 kcal	缶コーヒー	72 kcal
クッキー（6枚）	233 kcal	スポーツドリンク（500 mL）	135 kcal	シャーベット（1個）	70 kcal
コーラ（500 mL）	230kcal	カステラ（1切れ）	128 kcal	*カロリー数は標準的な量の場合のものです。大きさによって違うこともあります。	
あんぱん（1個）	218 kcal	プリン（1個）	113 kcal		

農林水産省
http://www.maff.go.jp/j/balance_guide/b_sizai/attach/pdf/index-49.pdf

4 章

表 4.2 食 生 活 指 針

食生活指針	食生活指針の実践
食事を楽しみましょう.	・毎日の食事で，健康寿命をのばしましょう. ・おいしい食事を，味わいながらゆっくりよく噛んで食べましょう. ・家族の団らんや人との交流を大切に，また，食事づくりに参加しましょう.
1日の食事のリズムから，健やかな生活リズムを.	・朝食で，いきいきした1日を始めましょう. ・夜食や間食はとりすぎないようにしましょう. ・飲酒はほどほどにしましょう.
適度な運動とバランスのよい食事で，適正体重の維持を.	・普段から体重を量り，食事量に気をつけましょう. ・普段から意識して身体を動かすようにしましょう. ・無理な減量はやめましょう. ・特に若年女性のやせ，高齢者の低栄養にも気をつけましょう.
主食，主菜，副菜を基本に，食事のバランスを.	・多様な食品を組み合わせましょう. ・調理方法が偏らないようにしましょう. ・手作りと外食や加工食品・調理食品を上手に組み合わせましょう.
ごはんなどの穀類をしっかりと.	・穀類を毎食とって，糖質からのエネルギー摂取を適正に保ちましょう. ・日本の気候・風土に適している米などの穀類を利用しましょう.
野菜・果物，牛乳・乳製品，豆類，魚なども組み合わせて.	・たっぷり野菜と毎日の果物で，ビタミン，ミネラル，食物繊維をとりましょう. ・牛乳・乳製品，緑黄色野菜，豆類，小魚などで，カルシウムを十分にとりましょう.
食塩は控えめに，脂肪は質と量を考えて.	・食塩の多い食品や料理を控えめにしましょう.食塩摂取量の目標値は，男性で1日8g未満，女性で7g未満とされています. ・動物，植物，魚由来の脂肪をバランスよくとりましょう. ・栄養成分表示を見て，食品や外食を選ぶ習慣を身につけましょう.
日本の食文化や地域の産物を活かし，郷土の味の継承を.	・「和食」をはじめとした日本の食文化を大切にして，日々の食生活に活かしましょう. ・地域の産物や旬の素材を使うとともに，行事食を取り入れながら，自然の恵みや四季の変化を楽しみましょう. ・食材に関する知識や調理技術を身につけましょう. ・地域や家庭で受け継がれてきた料理や作法を伝えていきましょう.
食料資源を大切に，無駄や廃棄の少ない食生活を.	・まだ食べられるのに廃棄されている食品ロスを減らしましょう. ・調理や保存を上手にして，食べ残しのない適量を心がけましょう. ・賞味期限や消費期限を考えて利用しましょう.
「食」に関する理解を深め，食生活を見直してみましょう.	・子どものころから，食生活を大切にしましょう. ・家庭や学校，地域で，食品の安全性を含めた「食」に関する知識や理解を深め，望ましい習慣を身につけましょう. ・家族や仲間と，食生活を考えたり，話し合ったりしてみましょう. ・自分たちの健康目標をつくり，よりよい食生活を目指しましょう.

文部省決定，厚生省決定，農林水産省決定．平成28年6月一部改正．

栄養教育に活用する情報収集

（3）指針，メッセージ

① 食生活指針

一般の人に対する食と健康に関するスローガンとして，日本で最初に**食生活指針**が策定されたのは昭和60（1985）年である．平成12（2000）年には，国民の健康の増進，生活の質（QOL）の向上および食料の安定供給の確保を図ることを目的に農林水産省，厚生省（当時），文部科学省が共同で，日本人のための「食生活指針」を策定した．その後，食育基本法の制定〔平成17（2005）年〕や，「和食；日本人の伝統的な食文化」のユネスコ無形文化遺産登録〔平成25（2013）年〕などの社会的な変化を受け，平成28（2016）年に改訂版が策定された（表4.2）．

② 日本人の長寿を支える「健康な食事」

日本人の平均寿命は，世界でも高い水準であることから，平成25（2013）年に「健康な食事」のあり方に関する検討会報告書が出された．

健康な食事とは，健康な心身の維持・増進に必要とされる栄養バランスを基本とする食生活で，主食・主菜・副菜を組み合わせて食べることを指す．厚生労働省ではシンボルマークを作成して，実践の推奨をしている（図4.19）．

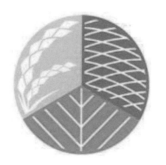

図4.19 日本人の長寿を支える「健康な食事」
主食（左上）・主菜（右上）・副菜（下）を組み合わせた食事推奨のシンボルマーク．
厚生労働省．

③ 世界のフードガイド

平均寿命が世界1位の日本（84.2歳．2018年）では，食生活の指針およびフードガイドとして食事バランスガイドが使われているが，海外ではどのようなものが使われているだろうか．ここでは，カナダ（7位 82.8歳），韓国（9位 82.7歳），スウェーデン（11位 82.4歳）の指針・フードガイドを紹介する（図4.20～4.22）．また，その他のフードガイドとして，アメリカ，中国，オーストリアも紹介する（図4.23）．デザイン，メッセージ，分類法の特徴から，その国の健康課題，社会背景，食文化について考えてみよう．

ⅰ）カナダ

カナダの保健省は，2019年に新しいフードガイドを発表した（図4.20）．

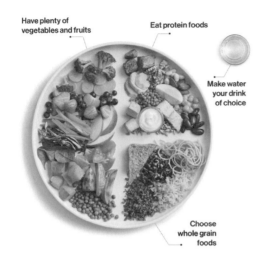

図 4.20　カナダのフードガイド
参考：https://food-guide.canada.ca/en/

カラフルな写真に「毎日いろいろな健康的な食品を食べましょう」という
メッセージとともに，食品の種類と目安量を示している．皿の 1/2 は野菜
と果物，1/4 は精製していない全粒穀物，1/4 はたんぱく質（植物性たんぱ
く質の豆などを多めに）を摂り，飲み物として水を選ぶことを推奨している．

　その他に，もっと料理をする，食習慣に注意する，食事を楽しむ，他の
人と一緒に食事をする，食品表示ラベルを活用する，塩分・糖分・飽和脂
肪酸が多い食品を控える，食のマーケティングに気をつけるなどについて
指針で示している．

ⅱ）韓国

　韓国では，2016 年に一般を対象とした食生活に関するガイドラインが
発表された．栄養バランスがよい健康的な食事や，韓国式の食事パターン
などを推奨している．

　一般的によく使われているフードガイドは，韓国栄養学会が作成した

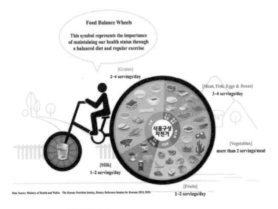

図 4.21　韓国のフードガイド
参考：http://www.fao.org/nutrition/education/food-dietary-
guidelines/regions/countries/republic-of-korea/en/

栄養教育に活用する情報収集

69

"Food balance wheel" である（図 4.21）．自転車のデザインで，前輪に水，後輪に 5 つの食品群と 1 日に摂る食品の目安量が示され，定期的な身体活動の重要性を表している．

　メッセージの内容は，米やその他の穀物，野菜，果物，牛乳，乳製品，肉，魚，卵，豆などさまざまな食品を食べる，朝食を欠食しない，過食を避けて身体活動を増やす，塩分・砂糖・脂肪の少ない食品を選択する，甘い飲み物は控えて普通の水を飲む，アルコール飲料は避ける，地元の食材を使った食事を楽しむ，家族と一緒に食事をするなどである．

ⅲ）スウェーデン

　スウェーデンは，世界で最初にフードガイドを発表（1974 年）した国である．食品局は 2015 年に食生活ガイドラインの改訂版 "Find your way to eat greener, not too much and to be active!" を発表し，野菜を増やし，食べ過ぎを防ぎ，運動をすることを推奨している（図 4.22）．"greener" は「環境に配慮して」という意味で，掛け言葉になっている．野菜を食べることに関して，栄養面からの視点だけではなく，フードロスをなくす（野菜を冷凍保存する，旬の野菜を食べる），農薬の少ない（大地に負担の少ない）野菜を食べるなど，環境に配慮したライフスタイルも勧めている．

MORE
Vegetables, fruit and berries
fish and shellfish
nuts and seeds
exercise

SWITCH TO
wholegrain
healthy fats
low-fat dairy products

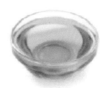

LESS
red and processed meat
salt
sugar
alcohol

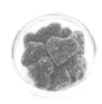

図 4.22　スウェーデンのフードガイド

参考：https://www.livsmedelsverket.se/en/
http://www.fao.org/nutrition/education/food-dietary-guidelines/
regions/countries/sweden/en/

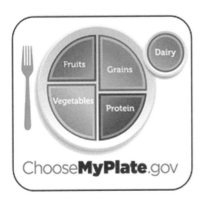 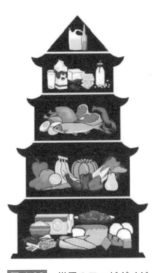 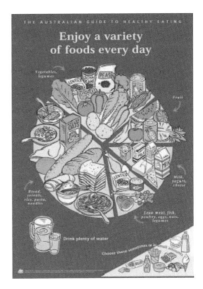

図 4.23　世界のフードガイド

左よりアメリカのマイプレート，中国，オーストラリアのフードガイド．

　一般の大人を対象には，信号の色を使った 3 つの重要なメッセージを伝えている．緑色の「MORE」では，野菜，果物，魚，ナッツ，運動などを増やすこと，黄色の「SWITCH TO」では，全粒穀物や低脂肪などに切り変えること，赤色の「LESS」では，赤肉，加工肉，塩，砂糖，アルコールなどを少なくすることを推奨している．

考えてみよう　調べてみよう

●日本の栄養教育では，食品群や食事バランスガイドがよく使われている．海外にはどのような教材があるのか，図 4.20 〜 4.23 以外の国のものを，デザインや分類法の理由も含めて調べてみよう．

●インターネットで検索する場合は「フードガイド」のキーワードを含めるとよい．

栄養教育に活用する情報収集

71

1 以下の記述について，正しいのはどれか．

(1) 三色食品群の赤色のグループの働きは，力や体温のもとになることである．

(2) 三色食品群で黄色のグループに入る食べ物は，肉，魚，乳，卵である．

(3) 6つの基礎食品の第3群には，ごはん，パンなどのエネルギー源になるものがある．

(4) 日本人の食事摂取基準は，文部科学省が定めている．

(5) 食事摂取基準では，過剰摂取による健康障害の回避のための「耐容上限量」の指標を設けている．

2 「食生活指針」についての記述である．誤りはどれか．

(1) 厚生労働省と農林水産省の合同で策定された．

(2) 最新の改定は，2016年に行われた．

(3) 「食塩は控えめに，脂肪は質と量を考えて」と記されている．

(4) 「日本の食文化や地域の産物を活かし，郷土の味の継承を」と記されている．

(5) 「食料資源を大切に，無駄や廃棄の少ない食生活を」と記されている．

協会主催栄養士実力認定試験（平成 29 年度）より

3 「食事バランスガイド」についての記述である．正しいのはどれか．

(1) 文部科学省，厚生労働省，農林水産省により策定された．

(2) イラストのコマは，主食，副菜，主菜，牛乳・乳製品，嗜好品で示されている．

(3) 摂取エネルギーが，簡単に把握できるように表現されている．

(4) 水分は，コマの軸として表現されている．

(5) ソフトクリームは，牛乳・乳製品として数える．

協会主催栄養士実力認定試験（平成 26 年度）より

4
章

1. 現在の日本人の人口，平均寿命について，インターネットを用いて調べてみよう．その際に，情報を発信している機関，毎年いつ頃にその情報が更新されているかについても調べてみよう．

2. 国立健康・栄養研究所「健康食品」の安全性・有効性情報の素材情報データベースから気になる食品もしくは食品成分について調べてみよう．

3. CiNii を用いて，気になる論文を検索してみよう．検索するときは，検索ボックスに複数のキーワードや検索条件を入力して，検索条件を絞ってみよう．

4. 国民健康・栄養調査の結果をインターネットから入手し，現代の日本人の健康・栄養課題をまとめてみよう．

5. あなた自身の 3 日分の食事記録をつけ，食品成分表で栄養計算し，1 日の平均栄養摂取量を算出してみよう．

6. 5 で算出した自分の栄養摂取量を，全国平均値（自分と同じ性別・年齢階級）と比較してみよう．（参考：国民健康・栄養調査）

7. 5 と 6 の結果を，「日本人の食事摂取基準（2020 年版）」で示されている推定エネルギー必要量，推定平均必要量，推奨量，目安量，耐容上限量，目標量と比較してみよう．

8. 5〜7 の演習の結果から，自分の食生活の課題を見つけ，栄養士としてどのようなアドバイスをしたらよいか，栄養教育計画を立てよう．

9. 身近な人を対象に「食事バランスガイド」を使って，昨日 1 日分の食事を振り返ってもらい，栄養教育をしてみよう．

5章

ライフステージ別の栄養教育

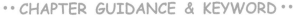

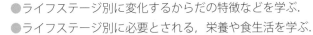

・・・・・・・・・・ CHAPTER GUIDANCE & KEYWORD ・・・・・・・・・・

**5章で
学ぶこと**

● ライフステージ別に変化するからだの特徴などを学ぶ.

● ライフステージ別に必要とされる, 栄養や食生活を学ぶ.

● ライフステージ別の食生活の課題を学ぶ.

● ライフステージ別の栄養教育のポイントを学ぶ.

**5章の
キーワード**

☐ 妊産婦のための食生活指針　☐ 妊産婦のための食事バランスガイド

☐ 低出生体重児　☐ リプロダクティブ・ヘルス／ライツ　☐ 母乳栄養

☐ 混合栄養　☐ 授乳・離乳の支援ガイド　☐ 離乳の開始

☐ 食物アレルギー　☐ 食育　☐ 保育所保育指針　☐ 骨粗鬆症予防

☐ 食事バランスガイド　☐ 特定健診・特定保健指導

☐ メタボリックシンドローム　☐ 低栄養　☐ サルコペニア　☐ フレイル

1 母親と生まれてくる家族のための妊娠期・授乳期

　妊娠は，女性の人生において，食生活を含めた生活や環境を見つめなおす絶好の機会である. 母親のからだに新しい命が宿ることは，これまで自分一人のからだであれば気にしなかった食生活の乱れや食事のバランスに意識を向けるきっかけとなる. 自分一人のためなら「面倒だ」と思ってしなかったことが，「赤ちゃん」のためという動機があればできると考える妊婦もいるだろう. 生まれてくる子どもが新しい人生を良好にスタートできるように，食生活への意識をもたせたい.

　大人だけの生活であれば「簡単に」「適当に」すませていた食事が，子ど

もの存在をきっかけに改善される．まずは妊娠中の食事の指導からスタートし，妊婦を含めた家族の良好な食生活の支援につなげよう．

（1）妊娠前から始まる妊活：プレコンセプションケア

　将来の妊娠・出産の可能性がある女性にとって，妊娠前の生活は重要である．妊娠前から妊娠について考え，生活や環境に向き合うことを**プレコンセプションケア**という．プレコンセプションケア・チェックシートとして，「適正体重をキープしよう」「禁煙する．受動喫煙を避ける」「バランスの良い食事を心がける」などの項目が設けられている．

　また**妊産婦のための食生活指針**では，第 1 項目に「妊娠前から，バランスのよい食事をしっかりとりましょう」と記載されている．過度のダイエットなどによる極端なやせは月経不順，無月経などの卵巣機能不全を起こす．無事に妊娠できても妊娠前の体格が低体重である場合は，**低出生体重児**（出生時の体重が 2,500 g 未満），子宮内胎児発育遅延，早産，貧血のリスクが高い．一方，肥満である場合は妊娠糖尿病，巨大児分娩，帝王切開分娩，**妊娠高血圧症候群**のリスクが高まる．妊産婦の 8 割から 9 割は妊娠・出産・産後に何かしらの不安や負担を抱えている．妊娠前から気をつけることで，妊娠や出産などのリスクを少しでも減らしたい（図 5.1）．

　妊娠前の食生活をチェックするポイントとしては，① 身長・体重（BMI），② 食への意識・関心，③ 欠食や偏食の有無，④ 料理を作っていたか（作れるのか），などがある．仕事や運動，休息の状況，喫煙・飲酒の状況も確認しておこう．

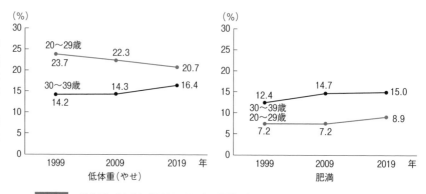

図 5.1　低体重（やせ）（BMI＜18.5），肥満（BMI≧25.0）の年次推移（女性）
資料：厚生労働省，平成 31 年度・令和元年度国民健康・栄養調査報告．

（2）妊娠期の特徴

　妊娠，出産，産 褥，授乳の過程で女性のからだはさまざまに変化していく．胎児の発育においても重要な時期である．この時期の女性に関する栄

表 5.1　妊娠中の体重増加指導の目安[*1]		
妊娠前の体格[*2]		体重増加量指導の目安
低体重（やせ）	18.5 未満	12 〜 15 kg
普通体重	18.5 以上 25.0 未満	10 〜 13 kg
肥満（1 度）	25.0 以上 30.0 未満	7 〜 10 kg
肥満（2 度以上）	30.0 以上	個別対応（上限 5 kg までが目安）

*1「増加量を厳格に指導する根拠は必ずしも十分ではないと認識し，個人差を考慮したゆるやかな指導を心がける。」産婦人科診療ガイドライン産科編 2020 CQ 010 より．
*2 日本肥満学会の肥満度分類に準じた．
「妊娠前からはじめる妊産婦のための食生活指針〜妊娠前から，健康なからだづくりを〜」，
厚生労働省，令和 3 年 3 月．

養をとくに**母性栄養**と呼ぶ．

　妊娠初期に見られる症状としては**つわり**がよく知られている．つわりが生じるのは，妊娠 4 週目くらいからが多く，つわりの程度や期間には個人差があるが，約 80 ％の妊婦が経験し，そのうち約 90 ％は妊娠 16 週ごろまでに終わる．つわりのうち重症で医療的介入が必要となる場合を**妊娠悪阻**という．その他食生活に関連が深い疾患としては妊娠貧血，妊娠高血圧症候群，妊娠糖尿病などがある．

　つわりが落ち着くと，胎児の成長に伴い妊婦の体重も増加していく．妊娠から出産までのおよそ 9 か月間，体重の変化は大きく，栄養管理のなかでも体重管理は重要である．妊娠中に望ましい体重増加量は妊娠前の体格（BMI）によって異なる（表 5.1）．妊娠前の体格に合わせた適正な体重増加を促したい．体重増加が少ない場合は低出生体重児や早産のリスクが高く，低出生体重児は成人後の生活習慣病のリスクが高まるといわれている．体重が増加しすぎた場合は妊娠高血圧症候群や妊娠糖尿病のリスクとなる．妊娠期間中はつわりなどによって一時的に体重減少が見られる場合もあるが，妊娠前の体重を基準として，出産までに適切な体重増加量を目指すようにする．

　妊婦に対し，厚生労働省では**妊婦健康診査（妊婦健診）**を受診することを推奨している．妊娠がわかったら，産科のある病院・診療所または助産所で妊婦健診を受ける．健康状態の把握や胎児の発育状況，必要に応じて医学的な検査のほか，出産や育児に向けてのアドバイスを受けることができる．栄養士による食生活の相談や，栄養教育のサポートも実施されている．

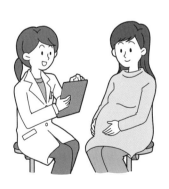

（3）妊娠期・授乳期の食生活の課題

① 妊娠期の食生活

　妊婦と胎児の健康を考えた食生活を送るための資料として，「妊娠前からはじめる妊産婦のための食生活指針」（表 5.2），「**妊産婦のための食事バランスガイド**」（図 5.2）がある.

　この時期は胎児が小さいため妊婦に必要な栄養量は，基本的に妊娠前とほとんど変わらない. つわりなどがあって食べられず，不安になる妊婦も

表5.2　妊娠前からはじめる妊産婦のための食生活指針〜妊娠前から，健康なからだづくりを〜

・妊娠前から，バランスのよい食事をしっかりとりましょう
・「主食」を中心に，エネルギーをしっかりと
・不足しがちなビタミン・ミネラルを，「副菜」でたっぷりと
・「主菜」を組み合わせてたんぱく質を十分に
・乳製品，緑黄色野菜，豆類，小魚などでカルシウムを十分に
・妊娠中の体重増加は，お母さんと赤ちゃんにとって望ましい量に
・母乳育児も，バランスのよい食生活のなかで
・無理なくからだを動かしましょう
・たばことお酒の害から赤ちゃんを守りましょう
・お母さんと赤ちゃんのからだと心のゆとりは，周囲のあたたかいサポートから

「妊娠前からはじめる妊産婦のための食生活指針〜妊娠前から，健康なからだづくりを〜解説要領」，厚生労働省，令和 3 年 3 月.

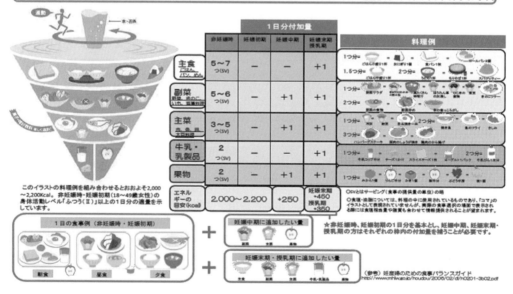

図5.2　妊娠中と産後の食事の目安「妊産婦のための食事バランスガイド」
厚生労働省雇用均等・児童家庭局母子保健課，母子健康手帳の任意記載事項様式の改正について，雇児母発 0929 第 3 号，平成 26 年 9 月 29 日.

多いが，無理に「食べないといけない」と思う必要はない．空腹になると吐き気を催すことが多く見られるので，嘔吐がある場合は空腹になるのを避け，嗜好に合ったものを選ぶ．たとえば冷たく口当たりのよいもの（アイスクリーム，ゼリーなど）や酸味のあるもの（かんきつ類，梅干し，炭酸飲料など）などを少しずつ摂る．吐き気がひどい場合は，脱水にならないように水分補給に努める．また妊娠前体重の5％以上減少している場合は，医師のアドバイスを求める．

中期になるとつわりが落ち着くことが多い．体重増加を確認しながら，バランスを考えた食事を心がける．とくに，中期は胎盤や胎児に送るための血液が必要となり，貧血が起こりやすい．妊娠前から貧血傾向にある女性は，食品からの鉄の補給にいっそう努める必要があるが，ビタミンAの過剰摂取を防ぐためにもレバーばかり摂取しないよう，レバーよりも食べやすい卵や肉類を勧めるとよい．造血に必要な栄養素として，たんぱく質，鉄，ビタミンB_{12}，葉酸，ビタミンB_6，ビタミンCなどがある．さまざまな食品を食べるようにしよう．

後期になると胎児の発育に伴い，必要となる栄養量は増加する．大きくなった子宮に胃腸が圧迫されることで，1回に食べられる食事の量は少なくなるため，食事の回数を増やし，無理せず食事を摂る工夫を伝えるようにする．

② 授乳期の食生活

産後の食事量は授乳の有無によって異なる．0～5か月男児の推定エネルギー必要量は550 kcal/日である．母乳のみで育児を行う場合，このエネルギーや必要な栄養素のもとになるのは母親の摂取する食事である．妊娠期間中に増加した体重を戻すことに意識が向きがちだが，出産による疲労や産後のホルモンバランスの乱れなど，母体の回復に必要な栄養を摂取することも忘れてはならない．

また妊娠期に続きバランスのよい食事を心がけたい．授乳期間中には母親が摂取したものに含まれる成分が母乳に移行する．飲酒や喫煙は避け，カフェインや薬，サプリメントの摂取に関しても注意したい．

③ 注意したい食品，栄養素

妊娠期間中にとくに摂取したい栄養素として，妊娠初期には緑黄色野菜やかんきつ類，納豆などの豆類に含まれている**葉酸**がある．葉酸は胎児の**神経管閉鎖障害**のリスクを減らすことがわかっているが，妊娠のごく初期に必要な栄養素であるため，妊娠を考えている女性は妊娠前から不足がないように摂取する．食事だけでは摂取が難しい場合は，栄養補助食品の使用も検討する．

また，妊娠中は大腸の働きを抑える黄体ホルモンの分泌が増加するため便秘になりやすい．食物繊維を十分に摂ることはもちろん，油脂分の摂取，

Key Point　　　妊娠・授乳期の注意

- ○食生活への興味・関心をもたせる．
- ○妊娠前から，健康なからだづくりを．
- ○母親の心身の変化が大きい．
- ○それぞれの時期に合わせた食生活支援．
- ○適切に支援を利用しよう

水分補給も必要である．妊娠中は代謝が向上するために体温が高くなり脱水しやすく，便も硬くなりやすい．

妊娠期間中に摂取に注意したい食品，栄養素として魚介類（メチル水銀），ナチュラルチーズや生ハム（リステリア菌），生ものや高カフェイン飲料，アルコール，ビタミン A などがある．生ものは食中毒の危険性があり，胎児への悪影響が報告されているので控えるように心がけよう．

（4）妊娠期・授乳期の栄養教育のポイント

① 妊娠中の不安とマタニティブルー

妊娠期間中に不安を感じる妊婦は多い．ホルモンバランスや代謝の変化，つわりなどの体調に関することだけでなく，職場や家庭の環境，経済状況，産後の育児の環境など妊娠出産に伴うすべてが不安の原因と成り得る．また，産後も一過性のマタニティブルーや長期間続く産後うつが生じる場合もある．食生活の支援だけでなく妊産婦の不安に寄り添うことも，栄養士の大切な役割である．

② 市町村の保健センターや産院での実践

市町村の保健センターや産院では妊婦やその家族に対して，妊娠，出産，

表 5.3　マタニティクッキングの実施例

対象	市内在住の妊婦およびその夫
費用	各回 500 円（食材費として）
場所	○○保健センター（2 階調理室）
日時	6 月 6 日，20 日，7 月 4 日（10 時 30 分～13 時）
内容	全 3 回（1 回のみの参加も可）
	1. バランスのいい食事って何？ 　（講話）食事のバランスについて　　（調理）バランスのいい食事
	2. 体にうれしいマタニティご飯 　（講話）妊娠中に不足する栄養素　　（調理）貧血防止のための食事
	3. 離乳食に挑戦しよう！ 　（講話）離乳食づくりのポイント　　（調理）大人の食事から作る離乳食

育児に対する理解を深めるための教室が実施されている（表 5.3）．栄養士のほかに，医師，助産師，保健師，歯科医師，歯科衛生士などが協力して講座を担当する．

栄養士は集団栄養教育のなかで料理講習（調理実習）を担当することも多い．テーマとしては妊娠中に多く見られる貧血や便秘の予防，産後のための調乳や離乳食の作り方などがある．

食事については「妊産婦のための食生活指針」，「妊産婦のための食事バランスガイド」（表 5.2，図 5.2 参照）を参考に，個々の妊婦に合った栄養管理を心がける．

③ 子育て支援機関での実践

市町村の子育て支援センターや民間の保育所（園）では，地域の子育て支援の一環として，育児相談や育児サポートを行い，親子の交流を図り，また虐待の防止にも努める．栄養士は授乳，離乳食，幼児食などの食事やアレルギーの対応など食に関する支援や栄養教育のサポートを行う．

④ 健やか親子 21（第 2 次）

健やか親子 21 は平成 13（2001）年から開始した，母子の健康水準を向上させるためのさまざまな取組みを，関係するすべての人々，関連機関・団体が一体となって取り組む国民運動である．第 2 次では「すべての子どもが健やかに育つ社会」の実現を目指し，期間は平成 27 年度〜 36 年度で，達成すべき 3 つの基盤課題「切れ目のない妊産婦・乳幼児への保健対策」「学童期・思春期から青年期に向けた保健対策」「子どもの健やかな成長を見守り育む地域づくり」と，2 つの重点課題「育てにくさを感じる親に寄り添う支援」と「妊娠期からの児童虐待防止対策」を掲げている（図 5.3）．

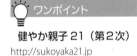

ワンポイント

健やか親子 21（第 2 次）
http://sukoyaka21.jp

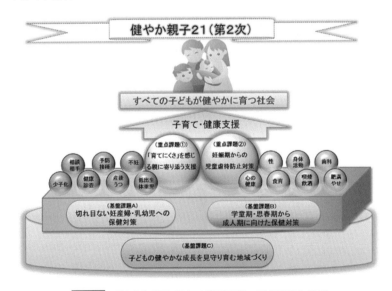

図 5.3 「健やか親子 21」の基盤課題・重点課題と目標

厚生労働省，健やか親子 21 ホームページ．http://sukoyaka21.jp/about

⑤ リプロダクティブ・ヘルス／ライツ

リプロダクティブ・ヘルス／ライツとは「性と生殖に関する健康／権利」と訳され，1994年にカイロで開催された国際人口・開発会議において提唱された．いつ何人子どもを産むか産まないかを選ぶ自由，安全で満足のいく性生活，安全な妊娠・出産，子どもが健康に生まれ育つことなどが含まれており，女性の生涯を通じた健康を支援するための総合的な対策の推進を図ることが必要である．

考えてみよう　調べてみよう

●自分が近い将来妊娠するとしたら，今の食事や食生活に問題はないだろうか．問題があるとしたら，栄養士としてどのような支援をしたらよいのか考えてみよう．

●妊婦の貧血やその予防・対策について調べてみよう．

② 母子の初めてを支える，乳児期・離乳期

出生後の1か月間を**新生児期**といい，1歳までを**乳児期**という．出生時の体重は約3,000 g，身長は約50 cmだが，1歳になると出生時に比べ体重は約3倍，身長は約1.5倍になる．人間の生涯で最も急激な成長をする時期であるが，発達発育の程度は個人差が大きい．

乳児期・離乳期は乳児にはもちろんのこと第1子を出産した母親にも初めてのことばかりである．乳児の体の成長だけでなく，乳児と母親の心の成長にも目を向けた支援をしたい．

（1）「母乳で育てたい」をサポートしよう

妊娠中に母乳で育てたいと思っている母親は9割を超え，生後1か月では95％以上の母親が母乳のみを与える**母乳栄養**や母乳と育児用ミルクを合わせた**混合栄養**で育てている．母乳を与えたい母親が無理せず与えることができるよう妊娠中からの支援が必要である．

WHO（世界保健機関）とUNICEF（ユニセフ．国際連合児童基金）は1989年に共同声明として「母乳育児成功のための10か条」（表5.4）を発表した（2018年に改訂）．UNICEFでは母乳育児に積極的に取り組む病院を「赤ちゃんにやさしい病院」として認定している．日本でも保育所における授乳や冷凍母乳の利用が可能となり，母乳育児ができる環境が整ってきている．

母子健康手帳（母子手帳）
妊娠時に交付される母子手帳には，乳児身体発育曲線など乳幼児に関するさまざまな情報が記載されている．産前や出産の記録だけでなく，子の成長・発達や予防接種の記録にも使用する．どのようなことが掲載されているのか確認しておこう．

表5.4	母乳育児成功のための10か条（2018年改訂）

1a　母乳代替品のマーケティングに関する国際規約及び関連する世界保健総会の決議を確実に遵守する

1b　定期的にスタッフや両親に伝達するため，乳児の授乳に関する方針を文書にする

1c　継続的なモニタリングとデータマネジメントのためのシステムを構築する

2　スタッフが母乳育児を支援するための十分な知識，能力と技術をもっていることを担保する

3　妊婦やその家族と母乳育児の重要性や実践方法について話し合う

4　出産後できるだけすぐに，直接かつ妨げられない肌と肌の触れ合いができるようにし，母乳育児を始められるよう母親を支援する

5　母乳育児の開始と継続，そしてよくある困難に対処できるように母親を支援する

6　新生児に対して，医療目的の場合を除いて，母乳以外には食べ物や液体を与えてはいけない

7　母親と乳児が一緒にいられ，24時間同室で過ごすことができるようにする

8　母親が乳児の授乳に関する合図を認識し，応答できるよう母親を支援する

9　母親に哺乳びんやその乳首，おしゃぶりの利用やリスクについて助言すること

10　両親と乳児が，継続的な支援やケアをタイムリーに受けることができるよう，退院時に調整すること

「赤ちゃんに優しい病院運動」を実施しようとする産科施設等のための実践ガイダンスより．
「授乳・離乳の支援ガイド」改訂に関する研究会，「授乳・離乳の支援ガイド」，2019年3月．

（2）乳児期の身体発育の特徴

　乳児の身体発育は個人差が大きく，発達発育の速度は異なる．順調に成長しているかの目安として，母子手帳などに掲載されている成長曲線（**乳児身体発育曲線**．図5.4）を利用する．他人の子どもと比較して発育を気

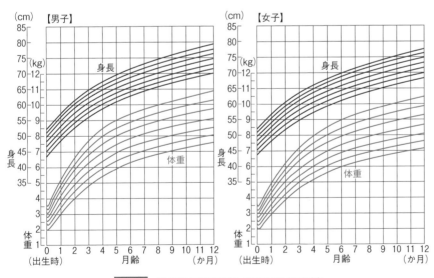

図5.4　乳児身体発育曲線（平成22年調査）

注：乳児身体発育値について，上から97，90，75，50，25，10，3パーセンタイル曲線を示した．なお，身長は寝かせて測ったもの．
厚生労働省．「平成22年乳幼児身体発育調査報告書」（2010）．
https://www.mhlw.go.jp/stf/houdou/0000042861.html

ワンポイント

カウプ指数

乳幼児の肥満判定法に用いられる.

$$\frac{体重（kg）}{身長（cm）^2} \times 10^4$$

あるいは

$$\frac{体重（g）}{身長（cm）^2} \times 10$$

式は異なるが，実際には成人で用いる BMI の計算式と同じものである.

にする保護者もいるが，性別や出生時の体重が異なるため比較はできない. 元気で機嫌がよいか，皮膚や爪などに異常がないかなど，その子の様子を確認する. 子どもの出生時の身長・体重をスタート地点として成長曲線に応じた成長をしていることが確認できれば，まず栄養状態には心配ないと評価できる. 栄養評価の指標には，肥満度や**カウプ指数**も利用される.

（3）乳児期の栄養の特徴

① 母乳栄養

　母乳は乳児期の栄養の基本である. 出産前の妊婦やその家族に対し，母乳で育てる意義やその方法を伝える. とくに産後 1 週間程度分泌される**初乳**は新生児に必要な栄養や免疫物質を含むため，ぜひ飲ませたい.

　母乳の利点としては，ⅰ）乳児に必要な栄養が含まれている，ⅱ）消化吸収がよく，乳児のからだに負担を掛けない（アレルギーになりにくい），ⅲ）免疫物質が含まれており，感染症を予防する，ⅳ）調乳の手間が省け，衛生的で，経済的である，ⅴ）母子のスキンシップに役立つ，ⅵ）母体の回復を助けること，などがある.

　母乳を与える回数やタイミングは乳児が欲しがるときであり，1 日の授乳回数が 10 回を超えることもある. 月齢が上がると 1 回の哺乳量が増え，授乳回数は減少する. 母乳回数が頻回の場合，母親は「母乳が足りないのではないか」と不安に思うことが多い. 体重が順調に増えているようであれば心配ないが，不安が大きい場合は授乳前後の体重を測定し，哺乳量を確認してみるのもよい. また，授乳時には，乳児に話しかけたり，笑いかけたりする母親の意識も重要である.

② 人工栄養

　母乳ではなく育児用ミルクを与えることを**人工栄養**という. 平成 27 年度の乳幼児栄養調査の結果では，生後 1 か月の人工栄養は 3.6 ％だが，生後 3 か月になると 10.2 ％に増える.

　人工栄養の理由としては乳児や母親の体調や疾患，母親の就業などさまざまである. 育児用ミルクを使用する場合は，子どもの欲しがるサインや授乳時の抱き方，哺乳びんの乳首の含ませ方などについて伝え，適切に授乳できるよう支援する. 子どもによって授乳量は異なるので，授乳の回数ではなく 1 日に飲む合計量を中心に考える. 1 日の目安量に達しなくても子どもが元気で順調に体重が増えているのであれば心配ない. 母乳と同様に，授乳を通したスキンシップやコミュニケーションが図れるような支援も必要である.

③ 混合栄養

　母乳栄養と人工栄養を併用して行うことを**混合栄養**という. 母乳育児を続けるために，育児用ミルクを有効に利用するという考え方が基本となる.

母乳が不足する場合は授乳回数を減らすと分泌量の減少につながるため，母乳を与えた後にミルクを与え，母乳の授乳回数は減らさないほうがよい．育児用ミルクをどの程度使用するかについては，母親の意向や母乳分泌のリズム，子どもの授乳量などに合わせて支援する．

（4）離乳期の栄養の特徴

　平成 19（2007）年に**授乳・離乳の支援ガイド**が発表され，平成 31（2019）年に授乳・離乳の支援ガイド（2019 年改定版）へ改定された．これは，妊娠中，そして離乳の開始から完了までの期間における授乳・離乳に関する基本的な考え方や支援のポイントを示したものである．乳児の成長や個性に合わせて活用することが重要である（図 5.5）．

　離乳の開始とは，なめらかにすりつぶした状態の食物を初めて与えたときをいう．開始時期の子どもの発達状況の目安としては，ⅰ）首のすわりがしっかりして寝返りができる，ⅱ）5 秒以上座れる，ⅲ）スプーンなどを口に入れても舌で押し出すことが少なくなる（哺乳反射の減弱），ⅳ）食べ物に興味を示す，などがある．生後 5，6 か月ごろが目安である．

　また，**離乳の完了**とは，形のある食物を噛みつぶすことができるようになり，エネルギーや栄養素の大部分が母乳または育児用ミルク以外の食物から摂取できるようになった状態をいう．目安としては生後 12 〜 18 か月ごろである．離乳食の調味は薄味とし，初期は素材の味やだしの味が中心である．中期以降も素材の味を活かして，大人の味付けの半分程度を目安に調味する．できた離乳食は必ず味見をして，薄味でおいしいものを与える．乳児に好まれる味としては甘味やうま味があり，苦手な味としては酸味や苦味，こしょうなどの刺激がある．**乳児ボツリヌス症**予防のため，満 1 歳まではちみつは使用しない．

　離乳を開始した後も，初期は母乳や育児用ミルクは子どもが欲するまま，中後期以降は子どもの離乳の進行や完了の状況に応じて与える．子どもの成長や発達，離乳の進行の程度などによって子どもが乳汁を必要としなくなる時期には個人差がある．母乳や育児用ミルクをやめる時期を決めることは難しく，いつまで継続するかは，母親などの考えを尊重して支援を進める．

　フォローアップミルクは，離乳期に補いにくい鉄やカルシウム，ビタミンＤなどを補うためのもので，母乳代替食品ではないため，育児用ミルクの代わりに与えることは適さない．9 か月以降で，鉄欠乏のリスクが高い場合や適切な体重増加が見られない場合には，必要に応じてフォローアップミルクを活用することなどを検討する．

ワンポイント

授乳・離乳の支援ガイド（2019 年改定版）

https://www.mhlw.go.jp/stf/newpage_0425.html

ワンポイント

断乳と卒乳

日本では離乳の進行に合わせ，母親の主導で母乳をやめる断乳が多く見られるが，世界では子どもが母乳を飲まなくなるまで与える卒乳が多い．その平均年齢は 4 歳 2 か月（WHO）といわれている．

	離乳の開始 ➡ 離乳の完了			
	以下に示す事項は，あくまでも目安であり，子どもの食欲や成長・発達の状況に応じて調整する			
	離乳初期 生後5〜6か月頃	離乳中期 生後7〜8か月頃	離乳後期 生後9〜11か月頃	離乳完了期 生後12〜18か月頃
食べ方の目安	○子どもの様子を見ながら1日1回1さじずつ始める ○母乳や育児用ミルクは飲みたいだけ与える	○1日2回食で食事のリズムをつけていく ○いろいろな味や舌ざわりを楽しめるように食品の種類を増やしていく	○食事リズムを大切に，1日3回食に進めていく ○共食を通じて食の楽しい体験を積み重ねる	○1日3回の食事リズムを大切に，生活リズムを整える ○手づかみ食べにより，自分で食べる楽しみを増やす
調理形態	なめらかにすりつぶした状態	舌でつぶせる固さ	歯ぐきでつぶせる固さ	歯ぐきで噛める固さ
1回当たりの目安量				
Ⅰ 穀類（g）	つぶしがゆから始める すりつぶした野菜等も試してみる 慣れてきたら，つぶした豆腐・白身魚・卵黄等を試してみる	全がゆ 50〜80	全がゆ90〜軟飯80	軟飯80〜ご飯80
Ⅱ 野菜・果物（g）		20〜30	30〜40	40〜50
Ⅲ 魚（g）		10〜15	15	15〜20
又は肉（g）		10〜15	15	15〜20
又は豆腐（g）		30〜40	45	50〜55
又は卵（g）		卵黄1〜全卵1／3	全卵1／2	全卵1／2〜2／3
又は乳製品（g）		50〜70	80	100
歯の萌出の目安		乳歯が生え始める	1歳前後で前歯が8本生えそろう	
			離乳完了期の後半頃に奥歯（第一乳臼歯）が生え始める	
摂食機能の目安	口を閉じて取り込みや飲み込みができるようになる 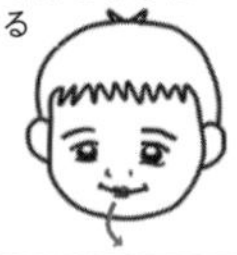	舌と上あごで潰していくことができるようになる 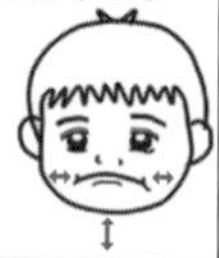	歯ぐきで潰すことができるようになる 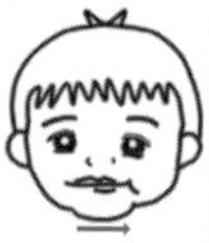	歯を使うようになる

※衛生面に十分配慮して食べやすく調理したものを与える.

図 5.5　離乳食の進め方の目安

厚生労働省，「授乳・離乳の支援ガイド（2019）」より.

（5）離乳の進め方

① 離乳初期（生後5か月〜6か月ごろ）

初期はまず乳汁以外の食物に慣れ，飲み込むことができるようになることが目的である．離乳食を口に入れ，舌で前から後ろへ送り込み嚥下でき

るようにする．離乳食の回数は1日1回とし，おかゆをなめらかなペースト状にすりつぶしたものを1さじから始める．目安としてはプレーンヨーグルト程度の硬さである．

　最初は乳児の機嫌がよい日を選んで試し，嫌がるようであれば無理強いはせず，2，3日後に試す．様子を見ながら量を増やし，慣れてきたらおかゆ（粗くつぶしたものからつぶさないもの）へと進める．使用する食品もじゃがいもやにんじんなどの野菜，果物などを与え，さらに豆腐，白身魚などの順で種類を増やしていく．新しい食品を与えるときには，まず1さじ与え，アレルギー反応などがないか様子を見る．調味料はとくに使わず，素材の味を活かすようにする．

② 離乳中期（生後7か月〜8か月ごろ）

　離乳開始後1〜2か月くらいで，つぶした食品を食べることに慣れてきたら，舌でつぶせる硬さのものを与える．豆腐くらいの硬さが目安である．舌，顎の動きは前後から上下運動へ移行し，つぶした食べ物をひとまとめにする動きを覚え始める．離乳食の回数は1日2回に増やし，ある程度時間を決めて与えることで生活リズムを確立していく．

　母乳や育児用ミルクは離乳食の後に与える．母乳は子どもの欲するままに，ミルクは1日に3回程度与える．使用する食品の種類を増やし，主食（穀類），主菜（たんぱく質性食品），副菜（野菜），果物を組み合わせた食事とする．家族の食事のなかで軟かいものや薄味のものを取り入れ，食品の種類や調理方法が多様となるようにする．脂肪の多い食材や塩分の多い加工品はできるだけ避け，パサパサしたものは飲み込みやすいようにとろみをつけるとよい．

③ 離乳後期（生後9か月〜11か月ごろ）

　前歯が生えてきているが，歯で噛むことは難しいため歯ぐきでつぶせる硬さのものを与える．舌で食べ物を歯ぐきの上に乗せ，歯や歯ぐきで潰すことができるようになる．バナナくらいの硬さが目安である．回数は1日3回とし，食欲に応じて，離乳食の量を増やす．大人の食事の一部を取り分けて軟らかく煮たり，汁物はだしなどで薄める．離乳食の後に母乳または育児用ミルクを与える．母乳は子どもの欲するままに，育児用ミルクは1日2回程度与える．

　この時期になると**手づかみ食べ**をしようとする．自分で食べようとすることは食べる意欲につながり，食べ物を触ることは食べ物への関心につながる．スプーンなどの食器具への興味も生まれる．手づかみ食べは子どもの発育および発達に必要な行動である．

④ 離乳の完了（生後12か月〜18か月ごろ）

　食事は1日3回となり，そのほかに1日1〜2回の補食を必要に応じて与える．母乳または育児用ミルクは，子どもの離乳の進行および完了の状

ワンポイント

離乳食の負担を減らす工夫

せっかく作った離乳食も乳児の気分や体調によって一口も食べてくれないことなどがある．調理の得意，不得意にかかわらず保護者にとって離乳食を作ることは大きな負担となることも多い．調味前のみそ汁や煮物の具などを利用したり，事前に作って冷凍しておいたりすると，負担が少ない．

ワンポイント

離乳食で困ること

・食事に時間がかかる場合：ある程度自分で食べさせてから，食べ物で遊び始める前に親が食べさせる．

・子どもの洋服や部屋の汚れが気になる場合：食事用のエプロンやスモックを用意する，新聞紙やレジャーシートをテーブルの下に敷くなど，汚れてもいい環境を整える．

況に応じて与える．**離乳の完了**は，母乳または育児用ミルクを飲んでいない状態を意味するものではない．形のある食品を噛み潰せるようになり，エネルギーや栄養素の大部分を母乳や育児用ミルク以外から摂取できるようになった状態のことである．

　食べ方は，**手づかみ食べ**が中心で，歯で噛み取る練習をして，一口量を覚え，やがて食器具を使うようになって，自分で食べる準備をしていく．離乳が完了したからといって，すぐに大人と同じものを食べることができるわけではない．奥歯まで生えそろうのは 3 歳ごろである．噛みにくいものを与えると，その食材を嫌いになることもあるので注意する．味付けは薄味とし，大人の半分程度が目安となる．

⑤ ベビーフードの利用

　市販のベビーフードは手軽に与えることができるため，忙しいときや外出時などに使用する家庭も多い．初めて離乳食を作る場合は，硬さや味，食材や調理法などを参考にするのもよい．ベビーフードにはドライタイプ（フリーズドライなど）とウェットタイプ（びん詰めやレトルトなど）がある．対象となる月齢や使用されている食品，賞味期限を確認し，用途に合わせて利用する（表 5.5）．与える際には手作りの離乳食と同様に保護者が味見をし，確認をすることが望ましい．

表 5.5　**ベビーフードの利点と注意点**

利点	注意点
・調理の時間と手間が省ける ・食品数，調理形態が豊かになる ・外出や旅行時に携帯できる ・月齢に合わせた離乳食を手作りする場合の見本となる ・使用されている食材についてアレルギー表示がされている	・子どもが食べたことがあり，問題がなかった食材のものを使用する ・表示されている月齢にふさわしい硬さや大きさになっていないものがある ・多種類の食材を使用した製品は，それぞれの味や固さが体験しにくい ・原材料や味付けの偏りに注意する ・ベビーフードだけの食事では，栄養素などのバランスが取りにくい場合がある ・開封後の保存に注意し，食べ残しや作り置きはしない

(6) 保育所（園）と家庭の連携

　保育所（園）は働く母親にとって子を預けるだけでなく，育児の悩みを相談できる子育て支援の場でもある．1 歳未満で預ける場合は授乳や離乳に関する保育所（園）の方針を確認し，家庭での離乳の進行状況を伝える．

　授乳が必要な月齢で預ける場合，母乳のみで養育されていた乳児は哺乳びんや育児用ミルクを受けつけない場合もある．母親が授乳に行ける場合

はよいが，職場から離れている場合は保育所（園）と対応を検討しておく．

（7）食物アレルギー

① 食物アレルギーへの対応

特定の食物に含まれるアレルゲンの摂取によって皮膚・呼吸器・消化器あるいは全身に生じる症状を**食物アレルギー**という．有病者は乳児期が最も多いが，年齢が上がると減っていく．

食物アレルギー症状を引き起こすことが明らかな食品のうち，とくに発症数，重篤度から見て表示する必要性の高いものが特定原材料8品目であり，それに準じるものとして20品目がある（表5.6）．

表5.6　アレルギー物質を含む食品に関する表示

根拠規定	特定原材料等の名称	理　由	表示の義務
食品表示基準 （特定原材料）	えび，かに，くるみ，小麦，そば，卵，乳，落花生	とくに発症数，重篤度から勘案して表示する必要性の高いもの	表示義務
消費者庁 次長通知 （特定原材料に 準ずるもの）	アーモンド，あわび，いか，いくら，オレンジ，カシューナッツ，キウイフルーツ，牛肉，ごま，さけ，さば，大豆，鶏肉，バナナ，豚肉，まいたけ，もも，やまいも，りんご，ゼラチン	症例数や重篤な症状を呈する者の数が継続して相当数見られるが，特定原材料に比べると少ないもの　特定原材料とするか否かについては，今後，引き続き調査を行うことが必要	表示を推奨 （任意表示）

アレルギー表示に関する情報，消費者庁.
https://www.caa.go.jp/policies/policy/food_labeling/food_sanitation/allergy/

食物アレルギーが疑われる場合，対応としては医師の診断のもとにアレルゲンを除去した食事である**除去食**を与える．保護者が自己判断で除去をすることは必要な栄養の不足につながるため，栄養管理をきちんと行ったうえで原因となる食品のみ除去する．

② 保育所（園）における食物アレルギー

保育所（園）におけるアレルギー対策としては平成23（2011）年に厚生労働省より**保育所におけるアレルギー対応ガイドライン**が策定され，平成31（2019）年に改訂された．これは子どもの健康と安全の確保に役立てるため，医療の専門家ではない保育士などが実践するための内容となっている．

新規に食物アレルギーを発症する原因食品は，次のようである．

0歳児　　鶏卵57.6%，牛乳24.3%，小麦12.7%
1歳児　　鶏卵39.1%，魚卵12.9%，牛乳10.1%，ピーナッツ7.9%，果物6.0%

ワンポイント

**保育所におけるアレルギー
対応ガイドライン**
http://www.mhlw.go.jp/bunya/
kodomo/pdf/hoiku03.pdf

ワンポイント

アナフィラキシー

発症後，短時間に全身性のアレルギー症状が出る反応をアナフィラキシーという．アナフィラキシーによって，血圧の低下や意識障害などを引き起こし，場合によっては生命を脅かす危険な状態をアナフィラキシーショックという．

エピペン®

アドレナリン自己注射薬で，アナフィラキシーが現れたときに症状の進行を一次的に緩和し，ショックを防ぐために使用する補助治療剤．

 ワンポイント

食育に関する指針

食育に関する指針として「楽しく食べる子どもに〜食からはじまる健やかガイド〜」（厚生労働省．平成16年2月 https://www.mhlw.go.jp/shingi/2004/02/dl/s0219-4a.pdf）を見てみよう．また「楽しく食べる子どもに〜保育所における食育に関する指針〜（概要）」（厚生労働省雇用均等・児童家庭局保育課　平成16年3月 https://www.mhlw.go.jp/shingi/2007/06/dl/s0604-2k.pdf）には乳児を含めた年齢別の食育のねらいおよび内容が掲載されている．参考にしてみよう．

 ワンポイント

子育て援助活動支援事業（ファミリー・サポート・センター事業）

乳幼児や小学生などの児童をもつ子育て世代と，援助を行うことを希望する者との連絡，調整を行う制度である．市区町村で異なるが，保育施設などへの送迎や子どもの一時預かりなどが行われている．

 Key Point ┤ 乳児期・離乳期の特徴

○母乳栄養と人工栄養

○離乳の開始と完了

○離乳初期・中期・後期の進め方

○食事時間と生活リズム

○食物アレルギーへの対応

2，3歳児　魚卵20.2%，鶏卵13.9%，ピーナッツ11.6%，ナッツ類11.0%，果物6.0%

4〜6歳児　果物16.5%，鶏卵15.6%，ピーナッツ11%，そば・魚卵9.2%

　栄養士は保育士などと連携を取り，アレルゲンの入っていない食事を確実に提供することが必要である．日常献立に使用している食品のうち，アレルゲンとなる食品は何か，その代わりとなる食品（代替食品）は何かを理解しておく．アレルギーのある子どもが，ない子どもたちと同じようにおいしく食べられる献立が提供できるよう努めたい．もしも重篤な症状である**アナフィラキシー**などの症状が見られた際は，速やかにエピペン®を使用するなどの対応方法についても理解が必要である．

(8) 乳児期・離乳期を支える栄養支援

　核家族化によって，出産・育児のサポートが得られにくくなる一方，働く母親は増加しサポートを求める人の割合は増えている．自治体や子育て支援団体などではさまざまな支援や取組みが行われている．

① 楽しく食べる子どもに〜食からはじまる健やかガイド〜

　平成16（2004）年に「楽しく食べる子どもに〜食からはじまる健やかガイド〜」（厚生労働省）が出された．楽しく食べることは生活の質（QOL）の向上につながるだけでなく，良好な食生活を送っていることの指標である．「子どもの発育・発達段階に応じて育てたい"食べる力"」も示されている．

② 地域保健センターでの支援

　3〜4か月児を対象に行われる**乳児健康診査**（乳児健診）のときに，乳児の保護者を対象に離乳食のポイントや進め方についての講演や教室が行われている．個別相談や集団指導など，市町村により実施形態はさまざまだが，調理実習や試食を含めた離乳食教室も実施されている．離乳食教室では，離乳食の材料の選び方，作り方，実演，調理実習，試食などを行い，離乳食についての理解を深める．家族の食事からの展開方法を指導する際には，家族の食事についても振り返る機会とする．

③ 災害支援と液体ミルク

　近年見られる大規模な災害では，避難所などで生活している妊産婦および乳幼児に対する支援が必要とされる．調理施設のない避難所では調乳や離乳食の調理は難しい．平成30（2018）年8月に乳及び乳製品の成分規格等に関する省令（乳等省令，厚生労働省）が改正され，常温保存可能な調整液状乳（液体ミルク）の製造，販売が可能となり，災害時の利用や育児負担の軽減などが期待されている．

考えてみよう　調べてみよう

- ●離乳食のための調理器具や食器具（スプーン）が市販されている．どのようなものがあるのか調べてみよう．

- ●市販されているベビーフードを試食してみよう．

3　食べる意欲を育てる幼児期

　幼児期は満1歳から小学校入学前までの期間をいい，食事摂取基準の年齢区分では1〜2歳と3〜5歳に分けられている．身長・体重の発育は乳児期よりは緩やかになるが，活動量の増加に伴いエネルギー消費量は増加する．

　まだまだ食事に時間がかかる時期である．忙しい大人が食べさせたり，急かせたりすることで子どもの意欲をなくさないようにしたい．

(1) 幼児期の特徴

① 幼児期の発育・発達

　幼児期は身体的にも精神的にも成長する時期であるが，個人差は大きい．身長，体重の成長は成長曲線（幼児身体発育曲線）で確認できる．細かい動作が可能となり，個人差はあるが2歳ごろにはスプーンを，3歳ごろには箸を使って食事ができるようになる．

　乳歯が生えそろうのは2〜3歳ごろである．歯で噛むことができるようになり，大人の食事とほぼ同じ食品が使用できる．

　精神的な発達は食事への意欲にかかわる．食卓を楽しい雰囲気にし，家族と一緒に食事を摂ることで食事が楽しいものであると認識することができる．好き嫌いがはっきりしてくる時期でもあるので，苦手な食べ物が偏食につながらないよう調理の工夫が必要となる．

② 幼児期の栄養と食事

　幼児期の生活の中心は睡眠，食事，遊びの3つである．1日3回の食事の時間を決め，規則的に食事を摂ることで「おなかがすいた」ことを体験する．食事のリズムを整えることで1日の生活リズムが整うためである．

　1～2歳の食事は1日3回の食事と午前と午後2回の間食とし，3～5歳の食事は間食が午後1回になる．摂取エネルギーの割合は朝昼夕の食事は1回25～30％で，残りの10～20％を間食で補う．間食の時間は午前（10時ごろ）と午後（15時ごろ）とし，間食と食事の間は2時間以上あけることが理想であるが，時間があかない場合は間食の量を少なくするなどして調整する．

　幼児期の食事は離乳食よりも大人の食事に近いが，大人と同じ食事ではない．歯で噛み切ることが上手くできないため，食材は小さめに，幼児用スプーンに乗るくらいの大きさに切る．味付けは大人の半分程度とし，塩分は0.3～0.5％が目安である．

　間食は3回の食事で不足するエネルギーや栄養素を補うための**補食**である．食事のなかで不足しやすいいも類や果物，牛乳・乳製品やエネルギー補給のためのおにぎりやパンなどを適量与える．間食は菓子類を与えるのではなく，1日の食事の一環であると意識することが大切である．

Key Point　　　　　　幼児期の特徴

- ○手づかみ食べから食器具の使用へ
- ○食事時間を生活の基点に
- ○補食の重要性
- ○偏食の予防，咀嚼の訓練
- ○食物アレルギーの発症と変化

---

(2) 幼児期の食の課題

① 偏食への対応

　好き嫌いが激しく，特定の食品しか食べない状態が，**偏食**である．幼児期の偏食や好き嫌いにはさまざまな理由があり，食品のにおい，味，食感などが苦手な場合や，はじめて経験する食品や調理法に抵抗があることもある．調理法の工夫で対応できることもあるので，無理やり食べさせるのではなく，苦手な理由を考えて対応する．

　たとえば，肉類や魚類の臭みを取る，肉などが硬いのであれば軟らかく煮たり，薄切り肉から慣らす，くせのあるピーマンやにんじんなどの野菜は下ゆでする，焼き魚やいも類などのパサつきを気にする場合はとろみを

つける，などである．また調理過程を見せたり，一緒に調理したりすると
苦手なものも食べようという気になりやすい．極端に偏食がひどい場合は
みじん切りやペーストにしたりして見えないように食べさせる方法もある
が，幼児が食べたことを認識できる形で食べられなければ偏食の克服には
ならない．偏食の理由によってはある日突然食べられるようになることも
あるので，苦手だから使用しないのではなく，根気強く食卓に出し続ける
ことも必要である．また，保護者が嫌いな食材は子どもも嫌いになりやす
い傾向にあるので，まずは保護者の偏食を改善することが必要である．

② **噛むことの大切さ（咀嚼）**

噛むことにはさまざまな利点がある．唾液の分泌を促すことで，食物を
飲み込みやすくし，消化吸収を助け，虫歯の予防にもなる．しっかり噛む
ことで食べ物をゆっくりと味わうことができ，早食いや食べすぎを防ぐ．
噛むことは脳に刺激を与え，脳を活性化させる．

1〜2歳の食事は離乳食の延長上にある．まだ歯が生えそろっておらず，
咀嚼能力も成長途中にある．軟らかいものが中心になるが，軟らかいもの
ばかりでは噛む力が身につかず，丸呑みすることが多くなる．きゅうりく
らいの歯ごたえのある食品は取り入れたほうがよいが，貝類やいか，たこ
などの弾力のあるものや生の葉野菜などは噛みにくい．**誤嚥**につながりや
すい餅なども注意する．およそ3歳で乳歯が生えそろうと大人とほぼ同じ
食品が食べられるが，口が小さく大きなものを噛み切ることは難しい．食
べ物は一口の大きさにする．しっかり噛むメニューは食べるのに時間がか
かる．保護者には子どもが噛んで食べる様子を見守ることと，しっかり噛
んで食べるよう声かけすることが必要である．

③ **脱水**

大人に比べて子どもは体内の水分量の割合が高く（大人約60%，幼児
約70%），体温調節も未熟なため**脱水**を起こしやすい．熱中症や便秘の原
因ともなるため，こまめな水分の補給が必要である．夏季などでは熱中症
の予防のために市販の電解質飲料（スポーツドリンクなど）を用いること
もあるが，糖分が多く含まれている．通常の水分補給や食事の際は水やお
茶などの甘くない飲み物を利用するようにする．100%果汁のジュースに
も果物由来の糖分が含まれており，摂りすぎると肥満や食事を食べない原
因になることをしっかりと伝えよう．

④ **食物アレルギー**

乳幼児期の**食物アレルギー**の原因食品は，年齢が上がると食べられるよ
うになることが多い．乳幼児期に多い鶏卵，牛乳，小麦，大豆は3歳まで
に50%程度の幼児が食べられるようになるといわれている．しかし，幼
児期では新たに魚卵やピーナッツ，果物などのアレルギーの発症も見られ
る．**食物アレルギーの栄養食事指導の手引き2022**や**保育所におけるアレ**

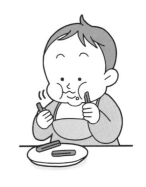

 ワンポイント

**噛むことを意識した
メニュー**

きゅうり，大根，にんじんなど
の野菜スティック，りんご，な
しなどの果物，ドライフルーツ
などは補食としても利用しやす
い．ごぼうやれんこんなどの根
菜類，切り干し大根などの乾物
類もよく噛むための食材として
利用できる．

ワンポイント

食物アレルギーの栄養食事指導の手引き 2022

「食物アレルギーの栄養食事指導の手引き 2022」検討委員会
https://www.foodallergy.jp/2022-nutrition-dietary-guidelines/
食物アレルギーの栄養食事指導レベルの向上を目標に作成されたもので、除去食の場合の調理の工夫や代替食品の情報は献立作成の際の参考となる。ぜひ見てみよう。

ワンポイント

保育所保育指針（2018年改定，厚生労働省，平成29年3月31日）

「保育所保育指針」には，保育の基本的な考え方，保育のねらい，保育の具体的内容や保育所の運用に関することが記載されている。「保育」について調べてみよう。

ワンポイント

保育所給食のガイドライン

各都道府県で名称は異なるが，保育所や認定こども園の給食の手引き（ガイドライン，実施要領）が出されている。インターネットで閲覧できるものもあり，給食運営上の注意や食事に関することはもちろん，実際に使用されている帳票類なども見ることができる。ぜひ見てみよう。

ルギー対応ガイドラインなどを参考に，食物アレルギーによる事故が起こらないように注意する。

(3) 保護者への栄養教育

幼児期の子をもつ保護者が困っていることとして，「食べるのに時間がかかる」「偏食する」「むら食い」「遊び食べをする」「食事よりも甘い飲み物やお菓子を欲しがる」「小食」などがある（平成27年度乳幼児栄養調査）。まずは，食事の時間を決め，生活リズムを整えることで食事の時間に空腹を感じられるようにする。甘い飲み物やお菓子は決まった時間に与える。「お腹が空いた」と感じれば，食事を摂ることに意欲を示す。食事に集中できないのであれば，おもちゃやテレビなど食事以外のことに意識が向かないように食卓の環境を整える。だらだらと遊び食べするようであれば食事の時間を区切り，長くても1時間程度までにする。

また，食事の際には保護者も同席し，温かく見守ることも必要である。食べるのが遅いからといって「早く食べなさい」「どうして食べないの」と叱ってばかりいると，子どもは食事を楽しいと感じることができない。子どもが積極的に食べられるような雰囲気づくりを心がけることが必要である。

(4) 児童福祉施設における栄養教育

児童とは狭義では小学生のことをいうことが多いが，広義では18歳未満の子どものことである。**児童福祉施設**とは，児童福祉法に基づき，児童福祉に関する事業を行う施設であり，母子支援施設や障害をもつ児童のための施設，保育所などがある（表5.7）。1日3食提供する入所施設と，昼食とおやつなどを提供する通所施設があり，入所施設では生活の場の中心が施設となるため，食事においても家庭的な配慮が必要となる。通所施設においては，入所施設と同様に家庭的な配慮も必要だが，家庭では摂りにくい栄養や食品などが摂取できるようにし，家庭の食事を補えるような配慮も必要となる。

また，障害のある乳幼児や児童に対しては，対象児の身体特性が異なることから，食事形態や食器具，食事用の椅子や机，食事に要する時間，食べ方（与え方）に対する個別の対応が必要となる。一人ひとりの栄養・健康状態に着目した栄養ケア・マネジメントを適切に実施することが重要である。適切な栄養ケア・マネジメントが行われた場合，栄養マネジメント加算が算定される。

① 保育所（園）における食育

平成29（2017）年に改定された**保育所保育指針**では「健康な心と体を育てるためには食育を通じた望ましい食習慣の形成が大切である」ことや

表 5.7　給食を行う，おもな児童福祉施設

	施設	施設の目的	栄養士配置規定
入所施設	助産施設	保健上必要であるにもかかわらず，経済的理由により入院助産を受けることができない妊産婦を入所させて，助産を受けさせる	第一種助産施設：医療法に定める病院である助産施設（病床数100以上で1名以上必置）
	乳児院	乳児（保護上その他の理由により，とくに必要のある場合には幼児を含む）を入院させて養育する	必置（10人未満の施設は置かないことができる）
	母子生活支援施設	配偶者のいない女子（またはこれに準じた女子）および児童を入所させ保護するとともに，自立促進のためにその生活を支援する	規定なし
	児童養護施設	保護者のない児童（乳児を除く），虐待されている児童，その他環境上養護を要する児童を入所させて養育し，その自立を支援する	必置（40人未満の施設は置かないことができる）
	福祉型障害児入所施設	主として知的障害のある児童，盲児またはろう児（盲ろうあ児），肢体不自由のある児童自閉症児を入所させる施設保護，日常生活の指導および独立自活に必要な知識技能を付与する	必置（40人未満の施設は置かないことができる）
	医療型障害児入所施設	主として自閉症児，肢体不自由のある児童，重症心身障害児を入所させる，保護，日常生活の指導，自立生活に必要な知識技能の付与および治療をする	医療法に定める病院である施設（病床数100以上で1名以上必置）
入所または通所施設	児童心理治療施設	軽度の情緒障害を有する児童を入所させ，または保護者のもとから通わせて，情緒障害を治す	必置
	児童自立支援施設	不良行為をなし，またはなすおそれのある児童および家庭環境，その他環境上の理由により生活指導等を要する児童を入所させ，または保護者のもとから通わせて，個々の児童の状況に応じて必要な指導を行い，その自立を支援する	必置（40人未満の施設は置かないことができる）
通所施設	保育所	日々，保護者の委託を受けて，保育に欠けるその乳児または幼児を保育する	規定なし
	福祉型児童発達支援センター	障害児を日々保護者のもとから通わせて，日常生活における基本的動作の指導，独立自活に必要な知識技能の付与または集団生活への適応のための訓練をする	必置（40人未満の施設は置かないことができる）
	医療型児童発達支援センター	障害児を日々保護者の元から通わせて，日常生活における基本的動作の指導，独立自活に必要な知識技能の付与または集団生活への適応のための訓練および治療をする	規定なし（療法で規定する診療所）

古畑　公，田中弘之　編著，『栄養指導論　第二版』，同文書院（2020）．

「保育所の特性を生かした食育」「食育の環境の整備」が必要とされている．保育所（園）には，栄養士の配置が定められていないため，保育士や調理師が中心となって食育活動を行う施設も見られる．しかし，近年増加する食物アレルギーへの対応や，平成27（2015）年に栄養士を活用して給食を実施する場合の栄養管理加算が新設され，これまで栄養士のいなかった保育所（園）にも栄養士が配置されるようになりつつある．

　栄養士は，家庭や地域と連携し，保護者の協力のもと，保育士，調理員，

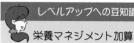

看護師などの全職員とともに食育活動を実施することが重要である．食育活動としては給食に行事食や季節の食品を取り入れることや，動植物の飼育・栽培，自ら調理したものを食べる体験（**クッキング保育**）などが取り入れられている．

また，保育所は地域の子育て支援の役割を担っている．保護者の乳幼児の食に関する理解を深めるために，相談に応じ，助言を行う機会を設けるようにする．

「**楽しく食べる子どもに〜保育所における食育に関する指針〜**」（厚生労働省，平成16年3月）では，保育所における食育の目標や計画の際の注意，保育所給食との連携などが記載されている．各月齢・年齢別の食育のねらいや内容および配慮事項が掲載されているので，参考にする．

② **幼稚園，認定こども園における食育**

幼稚園は児童福祉施設とは異なり，3歳から小学校入学前までの子どもを学校教育法にもとづいて教育する学校の一種である．幼稚園教育要領の内容には「先生や友達と食べることを楽しむ」「身の回りを清潔にし，衣服の着脱，食事，排泄などの生活に必要な活動を自分でする」ことが記載されており，食育を通じて望ましい食習慣が形成されることが大切である．

幼稚園では給食は義務付けられていないため，栄養士が配置されていない施設も多いが，地域の栄養士などの協力のもと，さまざまな食育活動が実施されている．

また近年，就学前の子どもに対する教育および保育並びに保護者に対する子育て支援を総合的に提供する機能を備える施設が**認定こども園**として認定されている．都道府県の条例で定められており，地域の実情に応じ幼保連携型，幼稚園型，保育所型，地方裁量型の4種がある．認定こども園では保育所と同様に給食の提供が行われており，給食と食育活動を連携させることができる．栄養士，調理員，幼稚園教諭，保育士などと協力し，日常的に食育を進めることができる．

（5）子育て支援と栄養教育

食育基本法では家庭や地域においても食育を推進することが求められている．幼児期の食育は，自分で進んで食べようとする意欲を育てることが中心となるため，食に関する経験を少しずつ増やしていく．いろいろな種類の食べ物や料理を味わうこと，食事の準備を手伝うことも食への関心につながる．家族と一緒に食事をし，食事のマナーを身につけることも食育活動の一環である．

家庭における食育に対し，保育園，幼稚園などの施設や地域の子育て支援センターなどで**子育て支援**が行われている．子育て支援センターではおもに3歳未満の乳幼児と保護者を対象としており，子育て支援の一環とし

て栄養相談や食育講座なども実施されている.

考えてみよう　調べてみよう

●幼児向けの行事食，栽培保育，クッキング保育にはどのようなものがあるか調べてみよう.

●幼児施設の栄養士になったつもりで，行事食の献立やクッキング保育のテーマを考えてみよう.

4 食生活の自立を支援する学童期

　学童期は6〜11歳の期間をいい，低学年（1〜2年生），中学年（3〜4年生），高学年（5〜6年生）でそれぞれ身体発育や精神発達の程度が異なる．それぞれの年齢に合わせた栄養の摂取を心がけ，食知識を学ぶようにする．この時期に食生活の基礎を身につけ，将来の生活習慣病の予防につながるよう，自立した食生活が送れるようにする時期である.

(1) 学童期の特徴

① 発育・発達と栄養指導

　学童期は学年により程度は異なるが，発育・発達の著しい時期である.

　低学年では幼児期に比較すると身体の成長は緩やかになる．幼児性が残っているために物事を直観的に判断することが多い．中学年になると集団に対する意識が強まり，ほとんどの児童が遊び仲間の集団に属し，その集団内での相互作用が見られるようになる．男女の集団の対立や集団内の役割分担なども見られることから，集団のことを「ギャング集団」と呼び，この時期を**ギャングエイジ**と呼ぶ.

　行動も単純に好き嫌いを原因としたものから，感情や関心の程度を理由にした行動が増える．高学年になると第二次性徴期に入り，男女の性差がはっきりとする．身体の発育により，大人とほぼ同じくらいのエネルギー摂取量が必要となる.

　精神的にも発達し，家族中心の人間関係から友人関係に重きをおくようになる．自立意識が強くなるため，自ら考えて行動するようになる．周囲の信用や信頼といった他者との関係性も重視することができるようになる.

② 学童期の栄養と食事

　学童期では幼児期よりも体が大きくなり活動量が増加するため，エネルギーや栄養素の必要量も増加する．基礎代謝基準値は幼児期よりも低い．学童期の栄養摂取については，成長に必要なエネルギーとたんぱく質を中

早寝早起き朝ごはん

文部科学省では，基本的生活習慣を身につけるための取組みとして国民運動を推進している．子どもたちが健やかに成長するために必要な適切な運動，調和のとれた食事，十分な休養・睡眠などである．

不定愁訴

やる気が出ない，疲れやすい，イライラする

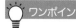

肥満度

(実測体重 − 身長別標準体重)/
身長別標準体重 × 100（%）

肥満度判定曲線

身長，体重から肥満度を判定することができる．幼児用（1〜6歳），学童用（6〜17歳）がある．日本小児内分泌学会のホームページ（http://jspe.umin.jp/public/himan.html）を参照．

心にビタミン，ミネラルの不足がないように注意する．

　学童期の栄養素摂取における問題点として，男女ともに脂質と食塩の過剰摂取，食物繊維の不足があり，将来の生活習慣病のリスクになる．脂質，食塩の適量摂取と野菜などの摂取量を増やすことで食物繊維の摂取量を増やすことが必要である．また，成長期に必要な鉄・カルシウムも不足している．鉄の不足は貧血につながり，とくに高学年女子では月経が開始するため，必要量が増加する．貧血の予防というとレバーばかりが勧められがちだが，レバー以外の鉄分を多く含む食品や一回使用量あたりの鉄分が多い食品，鉄の調理器具の使用など，さまざまな鉄分摂取方法を理解する．また，カルシウムは骨形成のために必要な栄養であり，成長期にカルシウムが不足することは骨の成長に影響を与える．カルシウムの供給源として学校給食では牛乳が提供されるが，給食のない日のカルシウム摂取量は給食がある日に比べて少ない．給食がない日のカルシウム摂取方法や，食物アレルギーによって牛乳・乳製品が摂取できない場合のカルシウム摂取方法を理解する．

(2) 学童期の課題

① 朝食欠食

　第4次食育推進基本計画では，第3次に引き続き朝食を欠食する子どもの割合を0%にすることが目標とされている．しかし，令和5年度全国学力・学習状況調査（文部科学省）の結果では，朝食を毎日食べていないと回答した小学6年生は5.9%である．

　朝食を欠食する理由としては「食欲がない」や「食べる時間がない」などで，原因として夕食や夜食の摂取量が多く，消化に時間がかかることによって朝，空腹感を覚えないことや，夜型の生活によって起床時間が遅くなることなどがある．朝食を欠食すると，ⅰ）1日に摂取すべき栄養の不足，ⅱ）活動（勉強・運動）意欲の低下，ⅲ）不定愁訴などが起こる．朝食を摂取することは，1）午前中に必要な栄養素の摂取，2）噛むことで脳を刺激し目覚めさせる，3）腸を刺激し排便を促す，などの効果がある．また年齢が上がるにつれて，朝食欠食が増える．朝食を食べる理由を理解させることで，朝食欠食を防ぐようにする．

② 肥満とやせ

　学童期の身長，体重は成長曲線（身長・体重成長曲線）によって評価する．また，栄養状態の評価は**肥満度**に基づき判定を行い，肥満度20%以上を肥満傾向，肥満度 − 20%以下をやせ傾向とする．また，身長と体重から肥満度を判定するための肥満度判定曲線も使用されている．

　学童期の肥満は1970年代から増加傾向であったが，平成15（2003）年あたりから減少傾向にある．平成30年度学校保健統計調査（文部科学省）

によると，1年生（6歳）の肥満傾向児は男子 4.51 %，女子 4.47 %だが，6年生（11歳）では男子 10.01 %，女子 8.79 %と年齢とともに増加傾向にある（表 5.8）．学童期の肥満は**単純性肥満**が多く，食事摂取量の過剰と運動不足が原因である．成長期であるため必要以上のエネルギー制限は行わず，食事内容の見直しと間食の適正化，運動量の増加を目指す．身長が伸びることで，将来的に身長と体重のバランスがとれるようになる．極端な肥満では**小児メタボリックシンドローム**と診断されることもある．

痩身傾向児は男女ともに肥満傾向児よりは少ないが，1970 年代から男子ではおおむね増加傾向にあり，1年生では男子 0.31 %，女子 0.63 %だが，6年生では男子 3.16 %，女子 2.93 %と肥満傾向児と同様に年齢とともに増加傾向にある．高学年の女子児童では，思春期に多く見られる異常なやせ願望も増加している．

③ むし歯（う歯）

学童期に最も多く見られる疾患がむし歯である．小学校におけるむし歯の者の割合は昭和 55（1980）年には 94.76 %とピークを迎えたが，その後減少し，平成 30 年度のむし歯の者の割合（処置完了者を含む）は 45.3 %である．未処置歯のある者の割合も減少している．学童期は乳歯から永久歯へと生え変わる時期でもあり，この時期のむし歯予防が将来にわたる歯の健康へとつながる．

食生活における対応として，間食に原因となる甘い飲食物ばかりを与えないこと，食事や間食の時間を定めることで口の中に常に食物がある状態にしないこと，食後に歯みがきをする習慣を身につけることで原因となる歯垢を取り除くことができる．また，歯の質を高めるフッ素化合物の利用も効果的である．

④ こ食

孤食（一人だけの食事）や**子食**（子どもだけの食事）は，食事の量や内容を保護者が確認できず，栄養素摂取の面で不安がある．また，食事に対

ワンポイント

単純性肥満

肥満は単純性肥満と症候性肥満に分かれる．過食や運動不足により，とくに原因の特定できない肥満を単純性肥満という．

ワンポイント

小児メタボリックシンドロームの診断基準（6 ～ 15 歳）厚生労働省研究班（2008 年）

① 腹囲：中学生 80 cm 以上，小学生 75 cm 以上または腹囲(cm) ÷ 身長(cm) ≧ 0.5
② 中性脂肪：120 mg/dL 以上かつ/または HDL コレステロール 40 mg/dL 未満
③ 収縮期血圧 125 mmHg 以上かつ/または拡張期血圧 70 mmHg 以上
④ 空腹時血糖 100 mg/dL 以上
①があり，②～④のうち 2 項目以上が該当する場合にメタボリックシンドロームと診断する．

ワンポイント

むし歯と予防

小学生の「むし歯」の者の割合（処置完了者を含む）は平成 20 年度に 63.79 %であったが，平成 30 年度は 45.30 %と減少傾向にある．虫歯の予防に効果的とされるフッ化物洗口を導入している県や市町村も見られる．

表5.8 **学童期，思春期における肥満傾向児・痩身傾向児の割合**

年度	区分	5 歳		11 歳		14 歳		17 歳	
		男	女	男	女	男	女	男	女
平成 20 年	肥満傾向児	2.9	2.8	11.2	9.7	10.0	8.5	12.3	8.6
平成 30 年		2.58	2.71	10.01	8.79	8.36	7.22	10.48	7.94
平成 20 年	痩身傾向児	0.4	0.5	2.8	2.7	1.8	2.7	2.0	1.7
平成 30 年		0.27	0.35	3.16	2.93	2.18	2.78	2.38	1.57

性別，年齢別，身長別標準体重から肥満度（過体重度）を算出．
肥満度が 20 % 以上の者を肥満傾向児，-20 % 以下の者を痩身傾向児．
平成 20 年度，平成 30 年度学校保健統計調査，文部科学省．
http://www.mext.go.jp/b_menu/toukei/chousa05/hoken/1268826.htm

する意識やマナーなど，本来保護者が食卓において伝えるべき内容が継承
されないという問題もある．保護者との共食によって生じる食卓でのコ
ミュニケーションは，心の成長にも必要である．

　個食（食事内容が家族で異なる）や**固食**（決まったものしか食べない）
は中食や外食を利用する場合に多く見られる．日常的な個食や固食は偏食
や栄養バランスの乱れとなり，さらに協調性が育ちにくくなる可能性があ
る．そのほか，小食（食べる量が少ない）や粉食（小麦粉製品の麺やパン
をばかり食べる）でも，栄養の不足や偏りが心配される．子どものころか
ら，味の濃いものを好んで食べる濃食は，砂糖や塩分の過剰摂取から将来
の肥満や生活習慣病が懸念されている．

⑤　間食と夜食

　学童期の間食は幼児期と同じく補食としても重要だが，放課後に塾や習
い事などに通うことで夕食時間が遅くなる場合は夕食までの栄養補給とし
ても重要である．1回の間食の摂取量は1日のエネルギー摂取量の10％
程度とし，甘い菓子や飲料，スナック菓子などに偏らないよう注意する．

　また，夕食や夜食から時間を空けず就寝する場合は翌朝の朝食に影響し
ないよう，消化吸収のよいものを選ぶ．昼食から長い時間何も食べず，遅
い時間に夕食を摂ると空腹によって食べすぎてしまうことが多い．遅い夕
食と就寝時間は翌朝の朝食欠食につながるので，1日の食事のなかのエネ
ルギーバランスを考える．

⑥　食物アレルギー

　学童期における食物アレルギーの特徴としては，新たなアレルゲンとし
て甲殻類，果物，魚類などが出てくることがある．さらに原因食物を摂取
した後に運動することでアナフィラキシーが誘発される**食物依存性運動誘
発アナフィラキシー**や口腔粘膜に限った即時型症状を誘発する**口腔アレル
ギー症候群**が見られるようになるのも特徴である．

　学校におけるアレルギー対策として，文部科学省は「学校給食における
食物アレルギー対応指針」や「学校のアレルギー疾患に対する取組みガイ
ドライン」，「学校におけるアレルギー疾患対応資料（DVD）映像資料及び
研修資料」などを作成した．これらの資料はインターネットから閲覧可能
である．

Key Point 　学童期の特徴と課題

○将来に向けて栄養知識，食習慣を身につける

○食生活に関する問題（朝食欠食，こ食，間食・夜食など）

○肥満・やせ，むし歯

○学校栄養職員，栄養教諭の職務

○学校における食育と学校給食

(3) 学童期の栄養教育：食育と栄養教諭制度

　子どもに対する食育は，家庭を中心に学校においても積極的に取り組んでいくことが重要である．学童期は知的発達とともに行動範囲が広がることから，食をより幅広く理解することが可能となり，食料の生産・流通・消費の基本的理解や地域の食文化など，多角的に食とのかかわりを学ぶことができるようになる．

　学校における食育は**栄養教諭**や**学校栄養職員**が中心となって食育推進体制を確立し，学校・家庭・地域が連携して行う．さらに，子どもに望ましい食習慣を身につけさせることは，次世代の親への栄養教育となることも忘れてはならない．

① 学校教育における食育

　小学校では令和 2 年度より学習指導要領「生きる力」において，それぞれの学年や教科に合わせた食に関する学びが定められている．

　たとえば 1・2 年生では，「生活」において家庭や地域とのかかわりとして食事の準備や地域の生産物などについて学ぶ．3・4 年生からは「社会」や「理科」において食料生産や流通，食文化，動植物の育ち方や食べ物の消化吸収などについても学ぶ．5・6 年生では「家庭」が始まり，調理の基礎や五大栄養素，献立作成についても学ぶ．

　それぞれの教科や学校生活における食育のあり方については，**食に関する指導の手引き—第二次改訂版—**〔平成 31（2019）年 3 月文部科学省〕を参考にする（表 5.9）．

② 栄養教諭制度

　学校における食に関する指導を充実させるため，平成 17（2005）年 4 月より**栄養教諭制度**が開始された．栄養教諭は，管理栄養士または栄養士の免許をもっており，専門性を活かした指導が期待されている．栄養教諭の職務としては「食に関する指導」と「学校給食の管理」があり，これらを教職員，家庭や地域と連携・調整しながら行うことが求められている．

　また，従来から学校給食管理を行っている**学校栄養職員**が学級担任などと共同して，食に関する指導を行う場合もある．

 ワンポイント

学校における栄養教育
学校で行われる栄養教育は「食育」または「食に関する指導」という言葉で表される．

 ワンポイント

**学童期に育てたい「食べる力」
—食の体験を深め，食の世界を広げよう—**

・1 日 3 回の食事や間食のリズムがもてる．

・食事のバランスや適量がわかる．

・家族や仲間と一緒の食事作りや準備を楽しむ．

・自然と食べ物との関わり，地域と食べ物の関わりに関心をもつ．

・自分の食生活を振り返り，評価し，改善できる．

「食を通じた子どもの健全育成（—いわゆる「食育」の視点から—）のあり方に関する検討会」報告書，平成 16（2004）年 2 月，厚生労働省雇用均等・児童家庭局．

表5.9 学校における食育の推進

食に関する指導の目標	食育の視点
（知識・技能） 食事の重要性や栄養バランス，食文化等についての理解を図り，健康で健全な食生活に関する知識や技能を身に付けるようにする． （思考力・判断力・表現力等） 食生活や食の選択について，正しい知識・情報に基づき，自ら管理したり判断したりできる能力を養う． （学びに向かう力・人間性等） 主体的に，自他の健康な食生活を実現しようとし，食や食文化，食料の生産等に関わる人々に対して感謝する心を育み，食事のマナーや食事を通じた人間関係形成能力を養う．	・食事の重要性，食事の喜び，楽しさを理解する．【食事の重要性】 ・心身の成長や健康の保持増進の上で望ましい栄養や食事のとり方を理解し，自ら管理していく能力を身に付ける．【心の健康】 ・正しい知識・情報に基づいて，食品の品質及び安全性等について自ら判断できる能力を身に付ける．【食品を選択する能力】 ・食べ物を大事にし，食料の生産等に関わる人々へ感謝する心をもつ．【感謝の心】 ・食事のマナーや食事を通じた人間関係形成能力を身に付ける．【社会性】 ・各地域の産物，食文化や食に関わる歴史等を理解し，尊重する心をもつ．【食文化】

「食に関する指導の手引―第二次改訂版―」，文部科学省，平成 31 年 3 月.

③ 学校給食の活用

学校給食は学校給食法〔昭和 29（1954）年法律第 160 号〕に基づき実施される．

また，学校給食は栄養バランスのとれた食事の例として，家庭における食事や将来の食事作りの指標となるものである．日々の学校給食が望ましい食事としての教材となるよう，献立作成において配慮することが求められる．学校給食で提供される食事は**学校給食摂取基準**〔令和 3（2021）年2 月〕に従って提供されており，通常の食事で不足しやすいカルシウムや鉄などのミネラルやビタミン類が多く摂取できるよう定められている．

④ 特別支援学校の食育

特別支援学校の教育の目的は，「幼稚園，小学校，中学校又は高等学校に準ずる教育を施すとともに，障害による学習上又は生活上の困難を克服し自立を図るために必要な知識技能を授けることを目的とする」（学校教育法第 72 条）ことである．特別支援学校では，視覚障がい，聴覚障がい，肢体不自由，病弱，あるいは知的障がいのある幼児・児童・生徒に対し，学部や学年，障がいの種類・程度・特性，本人や保護者の希望や環境などに合わせた食に関する指導の目標を立てる．

栄養教諭は，学級担任などや養護教諭，特別支援教育コーディネーター，

ワンポイント

学校給食実施状況
国公私立を含めたすべての小中学校において，完全給食を実施している学校の割合は小学校99.0 %，中学校で 91.5 ％である（「令和 4 年度 食育白書」，農林水産省）．

ワンポイント

学校給食法
学校給食法の第 1 条（法律の目的）：学校給食が児童生徒の心身の健全な発達に役立つものであることや，学校給食を活用した食に関する指導，学校における食育の推進などが定められている．
第 2 条（学校給食の目標）：食育の観点を踏まえて 7 つの目標を定め，学校給食の教育的効果と学校における食育を推進することを明らかにした．
第 10 条：栄養教諭は「学校給食を活用した食に関する実践的な指導を行うものとする」とし，栄養教諭の役割や，食に関する指導で地場産物の活用などの創意工夫を行うことや，校長が「食に関する指導の全体的な計画」を作成することが規定された．

寄宿舎指導員などと連携し，必要に応じて保護者や主治医の協力を得ながら児童生徒の実態を的確に把握し，取り組むべき課題を明確にする.

考えてみよう　調べてみよう

● 自分が小学校のときに受けた「食に関する指導」はどのようなものがあっただろうか.

● インターネットで各地の小学校の給食献立を入手し，それぞれの地域や学校でどのような食育の取組みがなされているか調べてみよう.

---

5 自立に向かう思春期―選択と自己決定―

思春期は，子どもから大人に変化する時期で，12 歳ごろ〜 18 歳ごろの期間を指す. おもに中学生と高校生の年代である. 自分が何者なのか，他者とのかかわりを通して，自己を確立していく大切な時期である.

(1) 思春期の特徴

身体的には，身長と体重の急速な増加，骨の成長，性ホルモンの分泌の変化による第二次性徴などが見られる. 精神面の発達も著しく，自我のめざめや，親や教師に反抗する態度などが見られる. また，小学生のころと比べて，家族よりも，学校やクラブ活動などの同級生・先輩・後輩と過ごす時間が増えていく.

成長過程の 1 つとして，周囲からの評価を気にしたり，自分の容姿，性格，能力を他人と比較して劣等感を感じたりする時期でもある. 体の変化，性，恋愛への関心が高まるころでもある. 中高生を取り巻く社会環境として，SNS，飲酒，喫煙，薬物，性感染症などのリスクに曝される機会が増え，未成年で経験が少ないこともありトラブルに巻き込まれる場合もある.

(2) 思春期の健康・栄養の課題

思春期に特有の健康・栄養の課題は，心身の成長，骨形成，肥満，やせ志向と極端なダイエット，摂食障害，便秘，鉄欠乏性貧血，スポーツ貧血，生活習慣病（予備軍）などである（図 5.7）.

(3) 思春期の栄養教育のポイント

健康で豊かな食生活を送れるよう，自己管理する力を身につける時期である. 食や健康にかかわるさまざまな情報を得て，そのなかから適切な情

ワンポイント

学校における食育推進
文部科学省が「食生活学習教材（中学生用）」を示している. 中学生が学ぶべき内容として 11 のテーマがあげられている. 指導のポイントは，① 望ましい食習慣を身につける，② 食の自己管理能力を身につける，③ 日本の食文化を知り大切にしていく，の 3 点である. 中学生用と指導者用の資料は文部科学省のホームページからダウンロードできる. http://www.mext. go.jp/a_menu/shotou/ eiyou/1288146.htm

思春期の特徴	食生活・健康への影響
1. 身体面 ・身長・体重の急速な増加（スパート期） ・骨の発育 ・第二次性徴の発現 2. 精神面 ・自我のめざめ ・自己同一性の形成 ・第二反抗期 3. ライフスタイル ・人間関係の広がり（家族から友人へ） ・勉強，クラブ活動，塾中心の生活時間 ・スマートフォン・SNS の利用 ・ゲームの利用 ・コンビニエンスストアの利用 ・飲酒，喫煙，薬物への関心 ・性，恋愛	○食事・栄養のバランスの問題 ・朝食の欠食 ・間食（菓子・ジュース） ・ファストフード ・夜食 ・偏食，個食，孤食 　→成長に必要な栄養が不足 　→生活習慣病（予備軍） 　→便秘傾向 　→鉄欠乏性貧血 ○骨形成不足 　→骨折・骨粗鬆症 ○やせ志向による極端なダイエット ○スポーツ貧血 ○ストレス ○運動不足 ○睡眠不足 ＜思春期のデリケートな悩み・問題＞ ・人間関係のトラブル，いじめ ・不登校，引きこもり ・妊娠，人工妊娠中絶，性感染症

図 5.7 思春期の特徴と食生活・健康への影響

報を選択できる能力を育てていく.

① 私たちのからだは食べたもので作られている

　思春期は，急速に身体が成長するため，エネルギーと各栄養素の必要量が最も多い時期である．しかし，朝食の欠食，間食（菓子，ジュース），夜食，ファストフード，コンビニ食，偏食，個食・孤食などの食習慣ややせ志向によるダイエットが見られる時期でもあり，適切に栄養を摂取できていないのが現状である.

　まずは，「食生活学習教材（中学生用）」に掲載されているワークシート，食事バランスガイド，簡単な食事調査票などを活用し，現在の食生活を振り返らせ，いつ何をどのくらい食べるとよいか学ぶ機会を作る.

　対象者が1日にどのくらいの栄養を摂取しているかを把握するには，個人レベルの調査以外に，国民健康・栄養調査などのデータから集団の傾向を見る方法でもよい.

　そのうえで，食事摂取基準の推奨量（または目標量，目安量）と，どのくらいの差があるかを見て，何をどのくらい食べたらよいかを示していく（図 5.8）.

ワンポイント

食事バランスガイド
4 章，p. 65 参照.

考えてみよう　調べてみよう

●次の「10 代のうちにしておきたい骨貯金—将来の骨折・骨粗鬆症予防」の情報をもとに（図 5.9），栄養教育プログラムの計画を立ててみよう.

1日に「何を」「どれだけ」
食べればよいのでしょうか？

食事量の目安は、性別、年齢、活動量によって違ってきます。
運動などで体を動かしているかどうかも注目しながら、1日に必要な量をチェックしてみてください。

1日に必要なエネルギーと食事量の目安

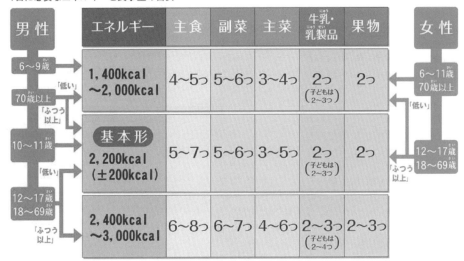

男性	エネルギー	主食	副菜	主菜	牛乳・乳製品	果物	女性
6～9歳「低い」 / 70歳以上「ふつう以上」	1,400kcal ～2,000kcal	4～5つ	5～6つ	3～4つ	2つ(子どもは2～3つ)	2つ	6～11歳 70歳以上「低い」
10～11歳「低い」	基本形 2,200kcal (±200kcal)	5～7つ	5～6つ	3～5つ	2つ(子どもは2～3つ)	2つ	12～17歳 18～69歳「ふつう以上」
12～17歳 18～69歳「ふつう以上」	2,400kcal ～3,000kcal	6～8つ	6～7つ	4～6つ	2～3つ(子どもは2～4つ)	2～3つ	

身体活動量の見方

「低い」：1日中座っていることがほとんど、という人はここです。
「ふつう以上」：「低い」にあてはまらない人はここです。

◎牛乳・乳製品の子ども向けの摂取目安は、成長期にとくに必要なカルシウムを十分にとるためにも、少し幅をもたせて1日に2～3つ、また基本形よりもエネルギーが多い場合では、4つ程度までを目安にするのが適当です。
◎激しいスポーツなどを行っている人は、もっと多くのエネルギーを必要とするので、身体活動の程度に応じて必要量を摂取しましょう。
◎成人で、BMI[体重(kg)÷身長(m)÷身長(m)]が25以上の人は、日ごろの体重や腹囲の変化をみながら、コマのかたちが「寸胴」にならないよう、主食および主菜を少なめにするなど、「つ(SV)」を調整したり、揚げ物や炒め物などカロリーの高い料理は1日1品までとするなどして摂取エネルギー量を控え、消費エネルギーとのバランスに気をつけましょう。

あなたの適量は？

年齢：　　歳　　性別：　　　エネルギー：　　　　　　kcal

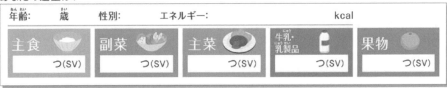

主食	副菜	主菜	牛乳・乳製品	果物
つ(SV)	つ(SV)	つ(SV)	つ(SV)	つ(SV)

図5.8　食事バランスガイドの使い方

リーフレット「親子で一緒に使おう食事バランスガイド」.
http://www.maff.go.jp/j/balance_guide/b_sizai/attach/pdf/index-4.pdf

② **10代のうちにしておきたい骨量貯金—将来の骨折・骨粗鬆症予防—**

女子は小学生の高学年，男子は中学生で骨量が急激に増え，20歳ごろまでに最大骨量に達する．この最大骨量を増やしておくことが，骨粗鬆症予防にもつながる（図5.9）．

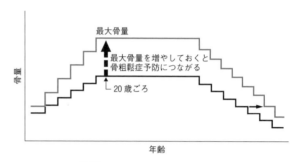

図5.9　加齢による骨量の変化

丈夫な骨づくりには，主材料となるカルシウムのほかに，カルシウムの吸収を促進するビタミンD，骨の合成を助けるビタミンKなども重要である．また，日光に当たり（ビタミンDの活性化），運動をすること（カルシウムの骨への沈着促進）も大切である．

現在の摂取量と推奨量を具体的に数字で示すと，どのくらい不足しているかを理解しやすい．そのうえで，身近な食品（小魚，牛乳，チーズ，ヨーグルト，大豆・大豆製品，小松菜，海藻）をどう追加すればよいか説明すると効果的である．

③ **"I am OK. You are OK."—自分と周囲の人の個性を大切に—**

1980年代以降，日本ではダイエットブームが始まった．近年では，小学生の間でもやせ志向が見られ，学年が上がるごとに増えている．若者のやせ志向の原因として，SNSやテレビ・雑誌が，やせていることを過剰評価していることや，日本人の自尊感情が低いことなどが考えられる．

図5.10によると，「かなりやせたい」「少しやせたい」と思っている高校生は，男子33.5%，女子81.1%もいる．しかし，実際の肥満傾向児（17歳　肥満度が20%以上）の割合は，男子10.48%，女子7.94%である．ダイエットが必要ではない人たちが，必要以上にダイエットをしていることが多い（「平成30年度学校保健統計調査」，文部科学省）．

思春期における痩身傾向児（肥満度が−20%以下）の出現率のピークは，女子は12歳で4.18%，男子は15歳で3.24%である．

極端なダイエットを長く続けると，低栄養，低血圧，便秘，皮膚の乾燥，無月経，妊娠・出産への影響，骨粗鬆症などの健康障害につながる可能性が高い．

ダイエットについての栄養教育を行う場合は，栄養や食品の摂り方だけ

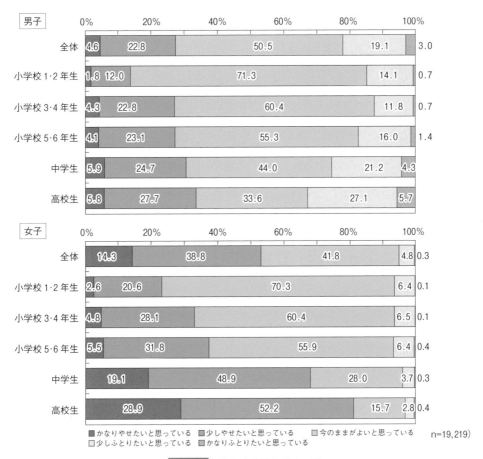

図5.10 自分の体型のイメージ

「平成30年度・令和元年度児童生徒の健康状態サーベイランス事業報告書」，公益財団法人日本学校保健会．
https://www.gakkohoken.jp/books/archives/234

でなく，メディアリテラシー（p.49参照）の向上も含めて計画する．また，他人からの評価を気にしすぎず，ありのままの自分を認めて受け入れ，自分と周囲の人の個性を尊重して大切にすることを伝えるようにする．

6 成人期―充実した時間と生活習慣病のリスク―

成人期とは，18歳前後〜64歳ごろまでの幅広い時期を指す．さらに，**青年期**（18歳前後〜29歳ごろ）と**壮年期**（30歳ごろ〜64歳ごろ）に分けることもある．充実した時間を過ごす年代で，人生の成熟期といえる．

（1）成人期の特徴

20歳代は，身体的にも精神的にも成熟する時期である．学生生活，アルバイトを経験したり，親元を離れて暮らし始めたり，社会人として就職す

ワンポイント

体格指数（BMI, Body Mass Index）
判定基準
18.5未満	やせ
18.5以上25未満	普通
25以上30未満	肥満1度
31以上35未満	肥満2度
35以上40未満	肥満3度
40以上	肥満4度
単位：kg/m²
（日本肥満学会）
＊WHO（世界保健機関）の基準では30以上を肥満としている．

る年代である．20 歳ごろの免疫力は最も高く体力に余裕がある．

壮年期にかけて，結婚・出産・子育てなど人生の転機を迎える人が多い．30 歳代は，働き盛りで経済的な基盤ができてくる時期でもある．残業，出張，転勤，単身赴任などを経験し，職場での責任や負担が大きくなる時期でもある．家庭では，子どもも含めて家族の食生活や健康を気遣う立場にもなる．

40 ～ 50 歳代は，職場・家庭・地域で中心的な役割や責任ある立場を担うことが多くなる．年齢とともに基礎代謝量と身体機能が低下しているところに過労やストレスが加わり，心身のバランスを崩すこともある．生活習慣病の発病，老化現象，更年期症状などが現れやすい時期でもある．

働き盛りの男性 40 ～ 60 歳代は状況によっては，メンタルケアが必要な世代でもある．自殺者数は年々減少しているが，年間 20,000 人以上で（令和元年），約 7 割は男性で，中でも 40 ～ 60 歳代の割合が高い．男性の自殺者は女性の 2 倍以上である．リストラ，借金，倒産，家庭の問題，病気，人間関係などがきっかけでうつ病を発病することもあり，周囲の理解と支援が必要である（図 5.11）．

（2）成人期の健康・栄養の課題

成人期特有の優先順位が高い健康課題としては，不規則な食生活，朝食の欠食，外食，遅い時間の夕食，過食，過度の飲酒習慣，喫煙習慣，ストレス，運動不足，睡眠不足，生活習慣病の増加などがあげられる．

成人期の特徴

1. 身体面
・20～30歳代は体力に余裕あり
・基礎代謝と身体機能低下
・50歳代前後から更年期障害
・老化現象

2. 精神面
・自立
・責任感，達成感
・ストレス

3. ライフスタイル
・学生生活，アルバイト，一人暮らし
・就職
・結婚，出産，子育て，新しい家族
・経済的な基盤づくり
・核家族
・仕事と家庭の両立
・人間関係の広がりとつき合い
・残業，出張，単身赴任，長時間労働
・転職，退職

食生活・健康への影響

○食事内容・摂り方の変化
・朝食の欠食（とくに20～40歳代男性）
・野菜不足
・塩分過多
・外食の増加
・飲酒習慣
○喫煙習慣
○運動不足
○睡眠不足
○ストレス過多

→30～60歳代男性の肥満
→メタボリックシンドローム（内臓脂肪症候群）
→生活習慣病
→20歳代女性のやせ

＜成人期のデリケートな悩み＞
・人間関係のトラブル
・家庭・育児の問題
・ワーカホリック，過労
・うつ病，自殺（とくに40～60歳代男性）

図 5.11 成人期の特徴と食生活・健康への影響

とくに，30〜60歳代男性の肥満率は30％を超えていることから，20歳代のうちから，メタボリックシンドローム（内臓脂肪症候群）の予防に取り組む必要がある（図5.11）.

（3）成人期の栄養教育のポイント

社会人になると，職場や市町村で健康診断を定期的に受けるようになる．自ら健康管理する力を身につけるためには，健診結果を活用して栄養教育を行うことは，とても効果的である．

対象者のニーズに合わせて，体脂肪・血圧・血管年齢測定，食生活の振り返り，実演，試食会，料理教室などを取り入れるのもよいだろう.

① BMIを肥満とやせのスクリーニングとして使う

健康日本21（第二次）では，20〜60歳代男性の肥満者を28％以下にすることを目指しているが，現在は3割を超えている．20歳代女性のやせも20％以下を目指しているが，21.7％と高い．若年女性のやせは骨量減少，低出生体重児出産のリスクなどとの関連がある（図5.12）.

肥満とやせのスクリーニングとしてBMIを活用し，自分の体重が適正範囲かどうか，現状把握することから始める．その後，食事バランスガイドや簡単な食事調査票などを活用し，現在の食生活を振り返り，いつ何を

ワンポイント

対象地域や対象者の特性・現状を把握する

国民健康・栄養調査，学校保健統計調査，児童生徒の健康状態サーベイランスを調べるとよい.

ワンポイント

思春期の栄養教育の長期・中期・短期目標，教育内容を計画する

「健やか親子21（第2次）」，「第3次食育推進基本計画」，中学校・高等学校の「学習指導要領」，「食生活学習教材（中学生用）」「食に関する指導の手引き―第二版改訂版」等を参考にするとよい.

BMI

p. 107 参照.

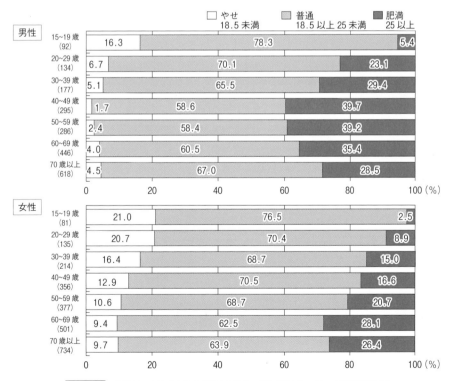

図5.12　目標とするBMIの範囲の分布（20歳以上，性・年齢階級別）

令和元年国民健康・栄養調査.

109

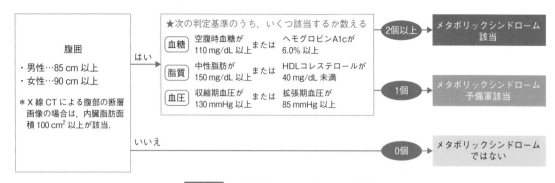

図 5.13 メタボリックシンドローム判定

メタボリックシンドロームで非該当の場合でも，特定保健指導の対象になる場合もある．
参考：http://www.kanden-kenpo.or.jp/jigyoannai/15_3.html#02

どのくらい食べるとよいかを考えてもらうようにする．

② キーワードは「メタボ」―データやグラフを使って論理的に説明―

　肥満の中でも内臓脂肪型肥満は，糖尿病・脂質異常症・高血圧などになりやすく，これらの危険因子が多いほど動脈硬化を進行させる危険が高くなる．内臓脂肪から出てくる生理活性物質が，血管や代謝に影響を及ぼすことがわかっている．

　平成 17（2005）年に国内の内科系 8 学会による「メタボリックシンドローム診断基準検討委員会」が，日本人向けの**メタボリックシンドロームの診断基準**を設定した．内臓脂肪蓄積（腹囲）と，空腹時血糖，HDL コレステロール，中性脂肪，血圧が一定以上の状態を**メタボリックシンドローム**と判定する（図 5.13）．

　最近認知度が高まった「メタボ（メタボリックシンドローム）」をキーワードに，内臓脂肪に着眼した栄養教育は有効である．20 〜 60 歳代の成人を対象に話す場合には，科学的根拠に基づいたデータやグラフを示しながら，論理的に説明する．その上で，相手に合わせた正しい情報を提供していくことが重要である．

③ 生活習慣病予防対策，特定健康診査（特定健診）・特定保健指導

　平成 20（2008）年から，「メタボリックシンドローム（内臓脂肪症候群）」の考え方を取り入れた**特定健診・特定保健指導**が実施されている．40 〜 74 歳のすべての人に対して年 1 回の健診を行い，その結果に応じて専門家が保健指導を行うことを健康保険組合などの医療保険者に義務づけたものである．いわゆる**メタボ健診**ともいわれている．

　特徴は，判定基準に基づいて対象者を選定・階層化し支援レベルを決定する点である．支援方法は 3 種類あり，**情報提供，動機付け支援，積極的支援**である（図 5.14）．特定保健指導を行う専門職は，医師・保健師・管理栄養士など（他の資格者で研修を受けて業務を担当する場合もあり）であるが，保健指導の内容は食生活・栄養に関することが多いため，管理栄

レベルアップへの豆知識

健康づくりのための身体活動基準 2013，健康づくりのための身体活動指針（アクティブガイド）

平成 29 年国民健康・栄養調査によると，働き盛りの 20 〜 50 歳代の 7 割（30 歳代は 85 ％）は，運動習慣がない．厚生労働省は運動に関して健康づくりのための身体活動基準 2013 と健康づくりのための身体活動指針（アクティブガイド）を示している．国民の身体活動や運動についての意識や態度を向上させ，身体活動量を増加させることを目標とした教材である．運動指導のプログラムについてもしっかり勉強して実践してみよう．
https://www.mhlw.go.jp/stf/houdou/2r9852000002xple.html

養士・栄養士が果たす役割は重要で，社会からの期待も大きい．

④ **高血圧予防は若いうちから―食塩は男性 7.5 g 未満，女性 6.5 g 未満―**

日本人の食塩摂取量は，この 10 年間で見ると，平成 27（2015）～令和元（2019）年では有意な増減は見られない．1 日の平均摂取量は 10.1 g（男性 10.9 g，女性 9.3 g）である（令和元年）．

しかし，「日本人の食事摂取基準 2020 年版」の食塩の目標値は男性7.5 g/ 日未満，女性 6.5 g/ 日未満で，健康日本 21（第二次）の目標値も8 g/ 日未満である．高血圧予防には食塩を減らすことが有効であるため，20 ～ 30 歳代のうちから薄味の食事に慣れておくことが望ましい（図5.15）．

平成 24（2012）年以降，4 年おきに行われる国民健康・栄養調査（大規模調査）では，都道府県別の食塩摂取量が発表されている．全国平均の数値や目標値に加えて，対象者が住む地域や職業などの情報を加えると，減塩への関心が高まり，行動変容にも結びつきやすい．

栄養教育の教材として，食塩摂取量を数値化し客観的に評価できる質問票〔静岡県が開発した「お塩のとりかたチェック票」（図 5.16）など〕や，塩分濃度測定器，料理の食塩量を実物の食塩で表す方法などがある．

7　高齢期―イキイキと自分らしく生活する―

高齢期とは，日本では一般的に 65 歳以上の年代のことを指し，医療制度や人口調査では，65 ～ 74 歳を**前期高齢者**，75 歳以上を**後期高齢者**と定義している．

内閣府の調査によると，高齢者の年齢は 70 歳以上または 75 歳以上が適当と考えている高齢者が年々増えている．近年，平均寿命が長くなり，65歳以上の人たち自身の意識や身体的なレベルが，以前よりも若くなっている．「人生 100 年時代」ともいわれるようになっている．このような現状をふまえて，国内の関連学会では，高齢者の定義について再検討を始めている．今後，高齢期や高齢者の定義は変わっていく可能性が高い．

（1）高齢期の特徴

私たちの体力と免疫力は 20 歳頃にピークを迎え，その後は徐々に基礎代謝や免疫力は低下してくる．年を重ねることを**加齢**あるいは**エイジング**という．加齢に伴い，徐々に心肺機能，腎臓機能，消化機能，咀嚼能力，運動機能，認知機能などに変化が見られる．加齢により身体的機能が低下することを**老化**といい，高齢期は，老化に加えてさまざまな疾患を発症する可能性が高い時期である．

目標とする BMI の範囲[1,2]

年齢（歳）	目標とするBMI（kg/m²）
18 ～ 49	18.5 ～ 24.9
50 ～ 64	20.0 ～ 24.9
65 ～ 74[3]	21.5 ～ 24.9
75 以上[3]	21.5 ～ 24.9

1　男女共通．あくまでも参考として使用すべきである．
2　観察疫学研究において報告された総死亡率が最も低かった BMI を基に，疾患別の発症率と BMI の関連，死因と BMI との関連，喫煙や疾患の合併による BMI や死亡リスクへの影響，日本人の BMI の実態に配慮し，総合的に判断し目標とする範囲を設定．
3　高齢者では，フレイルの予防及び生活習慣病の発症予防の両者に配慮する必要があることも踏まえ，当面目標とする BMI の範囲を 21.5 ～ 24.9 kg/m² とした．
「日本人の食事摂取基準（2020年版）」より．

 ワンポイント

高齢者の医療の確保に関する法律
特定健診・特定保健指導の根拠となる法律は，高齢者の医療の確保に関する法律である．健康増進法ではないので注意する．平成 30（2018）年 2 月に「標準的な健診・保健指導プログラム【平成 30 年度版】」が発表され，進め方や検査項目など一部変更されたので，最新情報に基づいて実施するようにする．

https://www.mhlw.go.jp/content/10900000/000496784.pdf

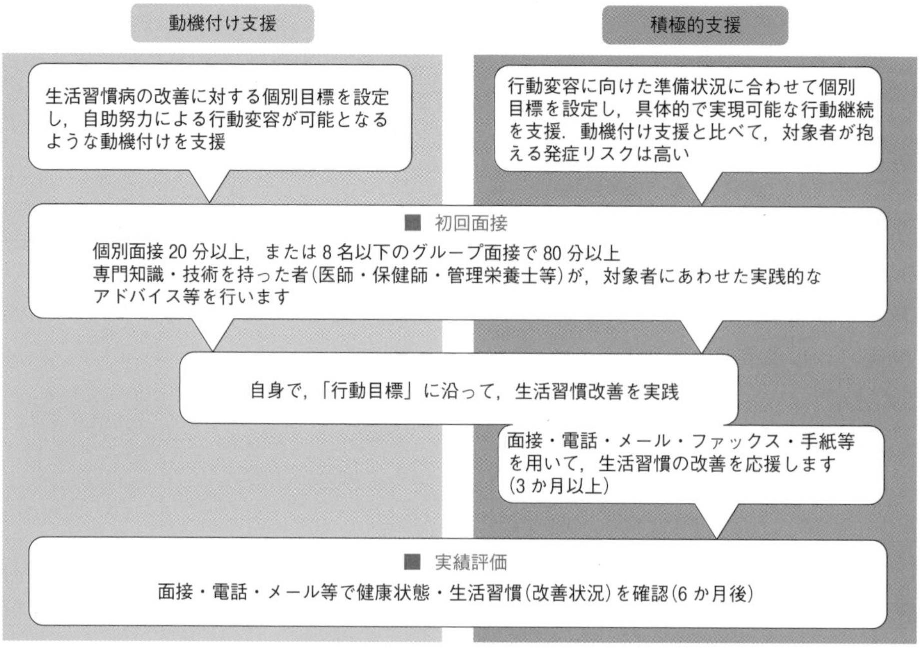

動機付け支援
積極的支援
生活習慣病の改善に対する個別目標を設定し，自助努力による行動変容が可能となるような動機付けを支援
行動変容に向けた準備状況に合わせて個別目標を設定し，具体的で実現可能な行動継続を支援．動機付け支援と比べて，対象者が抱える発症リスクは高い
■ 初回面接
個別面接 20 分以上，または 8 名以下のグループ面接で 80 分以上
専門知識・技術を持った者(医師・保健師・管理栄養士等)が，対象者にあわせた実践的なアドバイス等を行います
自身で，「行動目標」に沿って，生活習慣改善を実践
面接・電話・メール・ファックス・手紙等を用いて，生活習慣の改善を応援します(3 か月以上)
■ 実績評価
面接・電話・メール等で健康状態・生活習慣(改善状況)を確認(6 か月後)

＊個別支援に限り，情報通信技術を活用した 30 分以上の保健指導も可.

図 5.14 特定保健指導の支援の流れ

「情報提供」: 面談 1 回.
「動機づけ支援」: 初回面談＋ 6 か月後の評価.
「積極的支援」: 初回面談＋ 3 か月以上の継続的な支援＋ 6 か月後の評価.
＊ 6 か月後の評価 : 初回面談時に設定した目標・具体策の実行状況の確認をする.
「平成 26 年版厚生労働白書～健康・予防元年～」，厚生労働省.
https://www.mhlw.go.jp/wp/hakusho/kousei/14/backdata/1-1-3-10.html

(g/ 日)
15
10
5
0
男性
女性
10.9
10.6
10.4
10.6
10.6
11.5
11.2
9.3
8.3
8.5
8.9
9.2
10.0
9.5
目標量 7.5g
目標量 6.5g
総数 (2,297)
20~29歳 (183)
30~39歳 (210)
40~49歳 (351)
50~59歳 (350)
60~69歳 (502)
70歳以上 (701)
総数 (2,630)
20~29歳 (182)
30~39歳 (250)
40~49歳 (391)
50~59歳 (425)
60~69歳 (544)
70歳以上 (838)

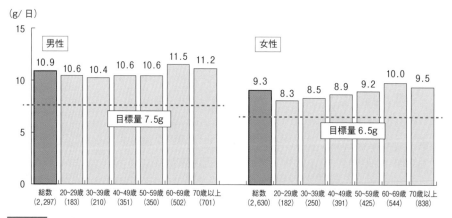

図 5.15 食塩摂取量の平均値 (20 歳以上，性・年齢階級別) と食事摂取基準 2020 による目標量

令和元年国民健康・栄養調査.

お塩のとりかたチェック票

あなたの過去1か月間の食べ方について教えてください。各項目1つに○をつけてください。

		①	②	③
1	あなたの食べる量は、同世代の同性と比べてどうですか	少なめ～ふつう	多め **1**	かなり多め **2**
☆2	あなたが好んで食べている味付けは、外食の味付けと比べてどうですか	うす味	同じくらい **2**	濃いめ **4**
3	お寿司やお刺身につけるしょうゆの量はどのくらいですか	少なめ	刺身の片面くらい **2**	たっぷり **2**
4	食卓で、味の付いた料理に、しょうゆ、ソース、塩、ポン酢などの調味料を使いますか（例：漬物にしょうゆ、干物にしょうゆ、カレーにソースなど）	ほとんど使わない	味が足りない時に使う **1**	使うことが多い **2**
☆5	寿司、炊き込みご飯、チャーハン、丼物、カレーライス、オムライスなど味の付いたご飯類（主食）	週1回以下	週2～4回くらい **1**	週5回以上 **4**
6	ラーメン、うどん、そばなど、主に汁のあるめん類	週1回以下	週2～4回くらい **1**	週5回以上 **2**
7	めん類の汁はどのくらい飲みますか	少し飲む	半分くらい飲む **1**	全部飲む **2**
☆8	みそ汁、スープなどの汁物類	1日1杯以下	1日2杯くらい **1**	1日3杯以上 **2**
9	塩鮭、干物、ししゃも、小魚（しらすなど）	週1回以下	週2～4回くらい **1**	週5回以上 **2**
10	煮物（煮魚、角煮、肉じゃが、筑前煮など）	1日1回以下	1日2回くらい **1**	1日3回以上 **2**
11	かまぼこ、ちくわ、さつま揚げなど練製品	週1回以下	週2～4回くらい **1**	週5回以上 **2**
12	塩辛、佃煮、金山寺みそ、たらこ、明太子、塩昆布など塩蔵品	週1回以下	週2～4回くらい **1**	週5回以上 **2**
13	漬物（梅干し、白菜漬け、キュウリ漬け、キムチなど）	1日1回以下	1日2回くらい **1**	1日3回以上 **2**
14	せんべい、柿ピー、ポテトチップスなどのスナック菓子、ナッツ類など、塩味のお菓子、乾きもの	週1回以下	週2～4回くらい **1**	週5回以上 **2**
15	スーパー・コンビニ・お弁当屋さんなどのお弁当・お惣菜	週1回以下	週2～4回くらい **1**	週5回以上 **2**
☆16	ファストフード（ハンバーガー、ホットドッグ、フライドポテトなど）	週1回未満	週1～3回くらい **3**	週3回以上 **6**
17	インスタント食品（ラーメン、スープ、みそ汁など）	週1回以下	週2～4回くらい **1**	週5回以上 **2**
18	豚カツ、から揚げ	週1回未満	週1～2回くらい **1**	週3回以上 **2**
19	ハンバーグ、メンチカツ、ギョウザ	週1回未満	週1～2回くらい **1**	週3回以上 **2**

◆②、③に○のついた項目にある数字を足して合計点を出します。①は0点です。

◆☆の項目は、特に注意しましょう！

合計 [　　] 点

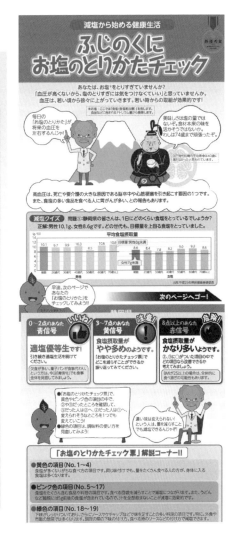

図 5.16 お塩のとりかたチェック票

静岡県健康福祉部健康局健康増進課.

http://www.pref.shizuoka.jp/kousei/ko-430/kenzou/documents/r2oshiotorikata-b.pdf

---

近年注目されている**サルコペニア**は、加齢などにより筋肉量が減少し、筋力が低下した状態のことである。サルコペニアは、高齢者の**フレイル**（虚弱）を引き起こす要因の一つであることがわかっている。

一方で、豊かな経験を若い世代に伝えたり、アドバイスをする年代でもある。家族の世話や仕事を終えて、自分のために時間を使ったり、家族と一緒に過ごしたりする時期でもある。

(2) 高齢期の健康・栄養の課題

高齢期には**低栄養**の問題が起こりやすい。その要因は大きく、身体面、

💡 **ワンポイント**

磯野波平さんの実年齢

マンガ「サザエさん」に登場する父親の磯野波平さんは、なんと 54 歳だ。磯野フネさんは 50 歳代である。サザエさんの原作が最初に書かれた昭和 22（1947）年の日本人の平均寿命は、男性 50.06 歳、女性 53.96 歳である。当時の 50 歳代と比べて現代のほうが若々しく見えるのは、戦後の経済発展と、保健衛生・医療・栄養改善の影響が大きいのかもしれない。

高齢期の特徴 （低栄養の要因）	食生活・健康への影響
1. 身体面 ・基礎代謝の低下 ・免疫機能の低下 ・消化吸収機能の低下 ・摂食・嚥下機能の低下 ・歯の喪失・口内機能の低下 ・嗜好・味覚の変化 ・味覚障害 ・食欲減退 ・認知機能の低下 ・生活習慣病（複数） ・骨粗鬆症 2. 精神面 ・認知機能の低下 ・意欲の低下 ・抑うつ 3. 社会面 ・一人暮らしまたは高齢者のみ世帯増加 ・閉じ込もりがち ・孤食 ・交流の減少 ・交通手段が限られ食材入手が困難 ・調理しなくなる ・経済的困窮	○食事内容・摂り方の変化 ・同じものばかり食べる ・食べる量の減少 ・欠食，不規則な食生活 ・肉，油料理の減少 　→低栄養（血清アルブミン値低下，BMI 低下など） 　→エネルギー・たんぱく質の摂取不足 　→脱水 　→便秘 ○活動量の低下 ○フレイル（高齢による虚弱） ○サルコペニア（加齢による骨格筋肉減少） ○ロコモティブシンドローム（運動器症候群） ○転倒・骨折 ○介護・食事介助が必要になる ○QOL の低下

図5.17 高齢期の特徴と食生活・健康への影響

ワンポイント

超高齢社会

高齢化率が 7 ％を超えると**高齢化社会**，14 ％を超えると**高齢社会**，21 ％を超えると**超高齢社会**と呼ぶ．日本の高齢化率は，昭和 25 (1950) 年には 5 ％に満たなかったが，平成 29 (2017) 年には 27.7 ％に達し，急速に超高齢社会を迎え，世界第一位の長寿国となっている．

精神面，社会面の 3 つに分けられる（図 5.17）.

　地域で暮らす高齢者が低栄養かどうかを見る場合，BMI が 20 kg/m^2 以下であるかを確認する．令和元（2019）年の国民健康・栄養調査によると，低栄養傾向の高齢者は，男性で 12.4 ％，女性で 20.7 ％にのぼる（図 5.18）.なかでも，外出していない男性は低栄養傾向にあることがわかっている．

　一人暮らしの高齢者では，食べる食品の種類が少ない傾向があり，その結果，低栄養になりやすい．しかし，食料品店へのアクセスやソーシャル

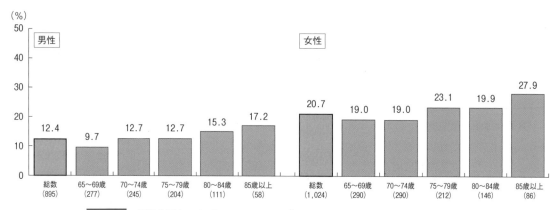

図5.18 低栄養傾向の者（BMI ≦ 20 kg/m^2）の割合（65 歳以上，性・年齢階級別）

令和元年国民健康・栄養調査.

サポートなどがあれば，いろいろな食品を摂取できるようになる．多様な食品を摂取することは，いきいきと生きるための生活能力の維持につながる研究報告がある．

(3) 高齢期の栄養教育のポイント

① 栄養評価

　地域や施設で暮らす高齢者を対象とする場合，病院とは異なり，細かい身体計測や血液検査が行いにくい場合がある．まずは，低栄養予防のためスクリーニングとして，体重の変化と BMI を定期的に確認するようにする．また，複雑で時間がかかる食事調査は，高齢者には負担になるため，簡易でシンプルな質問票により評価や栄養教育を行う．

②「健康長寿のための 12 か条」

　平成 29（2017）年に東京都健康長寿医療センター研究所から健康長寿新ガイドラインが発表され，**健康長寿のための 12 か条**が，課題に対する処方箋として提示されている．栄養教育に総合的に活用することができる（図 5.19）.

健康長寿のための 12 か条

食生活	：いろいろ食べて，やせと栄養不足を防ごう！
お口の健康	：口の健康を守り，かむ力を維持しよう！
体力・身体活動	：筋力＋歩行力で，生活体力をキープしよう！
社会参加	：外出・交流・活動で，人やまちとつながろう！
こころ（心理）	：めざそうウェル・ビーイング．百寿者の心に学ぼう！
事故予防	：年を重ねるほど増える，家庭内事故を防ごう！
健康食品やサプリメント	：正しい利用の目安を知ろう！
地域力	：広げよう地域の輪．地域力でみんな元気に！
フレイル	：「栄養・体力・社会参加」3 本の矢で，フレイルを防ごう！
認知症	：よく食べ，よく歩き，よくしゃべり，認知症を防ごう！
生活習慣病	：高齢期の持病を適切にコントロールする知識を持とう！
介護・終末期	：事前の備えで，最期まで自分らしく暮らそう！

図 5.19　健康長寿のための 12 か条

「健康長寿新ガイドライン」，東京都健康長寿医療センター研究所．
https://www.tyojyu.or.jp/net/topics/tokushu/kenkochojyu-hiketsu/kenkochojushingaidorain.html
https://www.mhlw.go.jp/stf/seisakunitsuite/bunya/0000155846_00002.html

③ 合言葉は「さあにぎやか（に）いただく」

　多様な種類の食品を摂ることは，低栄養や**フレイル**を予防し，老化のスピードを遅らせるために重要である．**食品摂取の多様性スコア**は，肉，魚介類，卵，大豆・大豆製品，牛乳・乳製品，緑黄色野菜，海藻類，いも，果物，油を使った料理の各食品群について，「毎日食べている」を 1 点，「食べない日がある，食べない」を 0 点とし，その合計点を 10 点満点で評価する．得点が高いほど，たんぱく質摂取量が多く，**栄養素密度**が高い食

ワンポイント

フレイルとは
身体的だけでなく，精神・心理的，社会的な脆弱性などの多面的な問題を抱えていることをいう．

下記の 5 項目中 3 項目以上該当すればフレイルである．

① 体重減少
② 主観的疲労感
③ 日常生活活動量の減少
④ 身体能力（歩行速度）の減弱
⑤ 筋力（握力）の低下

「日本人の食事摂取基準 2015 年版」策定検討報告書（2014）．

栄養素密度
ある栄養素が生み出すエネルギーが，総エネルギー摂取量に占める割合のこと（単位：％エネルギーなど）．エネルギーを生み出さない栄養素であっても，一定のエネルギーを摂取したときの摂取量として示す場合もあり，1,000 kcal 当たりの摂取重量で示されることが多い．

生活であるといえる．からだの機能や筋肉，体力の維持には，10点満点中最低でも4点以上，できれば7点以上を目標とする．

食品の多様性と共食（誰かと一緒に楽しく食べる）を目標にした「さ（魚），あ（油），に（肉），ぎ（牛乳），や（野菜），か（海藻），（に），い（いも），た（卵），だ（大豆製品），く（果物）」という合言葉を楽しみながら使用するのもよい（図5.20）．

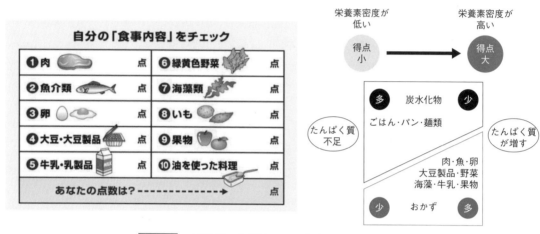

図5.20 食品摂取の多様性スコア（左）とその特徴（右）

「健康長寿新ガイドライン　食生活の新しい目安」，東京都健康長寿医療センター研究所より一部改変．

練習問題

1　「授乳・離乳の支援ガイド」についての記述である．正しいのはどれか．
　(1) 離乳の開始とは，果汁を始めて与えたときをいう．
　(2) 離乳食は，離乳開始後1か月を過ぎたころから1日3回にしていく．
　(3) はちみつは，満1歳までは使わない．
　(4) 離乳の完了の時期は，3歳ごろである．
　(5) 生後5〜6か月児の調理形態は，歯ぐきでつぶせる固さである．
　　　　　　　　　　　　　　協会主催栄養士実力認定試験（平成30年度）より

2　学童期についての記述である．誤りはどれか．
　(1) 8〜11歳のカルシウムの推奨量は，女子のほうが多い．
　(2) 学校保健統計調査では，肥満度が−20％以下を痩身傾向児としている．
　(3) 肥満のほとんどが，単純性肥満である．
　(4) むし歯被患率は，近年増加傾向にある．
　(5) 貧血の多くは，鉄欠乏性貧血である．
　　　　　　　　　　　　　　協会主催栄養士実力認定試験（平成29年度）より

3　高齢者におけるフレイル（虚弱）予防のための栄養指導についての記述である．誤りはどれか．

(1)　定期的な体重測定を勧める．

(2)　肉や魚などの主菜をしっかり食べるように勧める．

(3)　筋力を低下させないように運動を勧める．

(4)　脂肪の多い食品の摂取を控えるように勧める．

(5)　噛む力を維持するために，定期的な口腔ケアを勧める．

協会主催栄養士実力認定試験（平成 28 年度）より演習

◆ 演　習 ◆

1　地域の保健センターで行われている妊産婦支援について調べてみよう．

2　低出生体重児に対する支援にはどのようなものがあるだろうか．

3　「健やか親子 21（第 2 次）」の食生活に関する部分をまとめてみよう．

4　「乳幼児栄養調査」を見て，小さな子どもをもつ母親の悩みに，どのような支援を行ったらいいか考えてみよう．

5　自分の住んでいる都道府県の保育所給食に関するガイドライン・手引き・実施要領等を調べて，保育所給食の注意点についてまとめよう．

6　食物アレルギーをもつ子に対するおやつを考えてみよう．

7　「食育白書」を見て，どのような食育活動が行われているか調べてみよう．

8　骨づくりの大切さを理解するためのわかりやすい教材（パネル，ゲーム，遊び，クイズ）を作ってみよう．

9　スポーツをする中学生のためのお弁当を作り，栄養メモを添えてみよう．実際に食べてもらい，感想を聞いてみよう．

10　メタボリックシンドロームは，なぜ注目されているのか，定義と予防法も含めてわかりやすく説明してみよう．

11　40 〜 50 代の男性のための夕食メニューを作り，カードにメッセージと栄養豆知識を書いて添えてみよう．実際に食べてもらい，感想を聞いてみよう．

→「低出生体重児保健指導マニュアル」https://www.mhlw.go.jp/seisakunitsuite/bunya/kodomo/kodomo_kosodate/boshi-hoken/dl/kenkou-0314c.pdf

→「健やか親子 21（第 2 次）ホームページ」http://sukoyaka21.jp/

→「乳幼児栄養調査」https://www.mhlw.go.jp/toukei/list/83-1.html

→「白書情報」http://www.maff.go.jp/j/wpaper/index.html

12 身近な高齢者の食生活について聞き取りや観察をし，どのような課題や希望があるかをまとめてみよう．

13 高齢者施設で行われている行事やイベントでボランティア活動をし，高齢者との交流を通して，高齢者の楽しみや大切にしていること，食べることの意味を考えてみよう．

6章

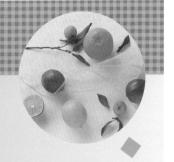

栄養士の活躍できる職域

・・・・・・・・・・・ CHAPTER GUIDANCE & KEYWORD ・・・・・・・・・・・

**6章で
学ぶこと**

●栄養士が活躍できる職域の理解を深める.

●対象者に合った,おいしい,生きる意欲を高める食事提供の方法を学ぶ.

**6章の
キーワード**

☐ 病院給食　☐ 栄養相談　☐ 授乳・離乳の支援　☐ 保育所保育指針

☐ アレルギー対応食　☐ 嚥下機能　☐ 嚥下食ピラミッド

☐ カフェテリア方式　☐ セレクト給食　☐ 地産地消　☐ 他職種との連携

　栄養士が活躍できる職域は多くある.それぞれの現場では対象者に合った栄養管理を行い,おいしい食事を提供することで,生きる意欲を高め,より健康的な生活を送れるように支援する.

　適切な食事を提供するためには,身体状況や栄養状態などのアセスメントを定期的に行い,対象者の性,年齢,身体活動レベルなどを把握しておく必要がある.対象者に喜ばれる食事を提供するためにも,特定(集団)給食研究会や講習会へ積極的に参加し,知識を広げ,現場での課題解決能力を高めることが大切である.

1 病とたたかう人々への食とチーム医療に取り組む

（1）一般病院では食を通して患者をサポート

① 厨房での業務

　病院での仕事は，大きく2つに分かれる．病棟での患者に対する栄養の指導業務と，厨房や事務所での献立作成，調理，栄養便りなどの発行に分かれる．栄養士は，給食業務がおもな仕事となる．

　病棟で提供する一般食，治療食，特別食などの調理に携わる．たとえば，アレルギーなどで食べられない食品があれば取り除き，病気や患者の状態に合わせ，エネルギーコントロール食，糖尿病食，腎臓病食あるいはきざみ食などの食事を，朝，昼，夕の食事時間に合わせてつくり提供する．

② 病院の食事提供

　食事から摂る栄養は症状の改善に役立ち，生きる意欲を生み出すが，適切でなければ症状の悪化につながることもある．間違いのないようにつくり，配膳するとともに，患者には食がからだにとって大変重要であることを理解してもらえるように努める．病気や食について常に最新の知識を学び，栄養情報を発信できるようにしよう．

　入院生活では，患者にとって食事は大きな楽しみの1つである．おいしかったと思える食事が治療効果を上げる．食事を出しても，残食が多いと治療効果も上がらない．献立や調理法を見直し，おいしく食べられる工夫を考え，治療効果の上がる食事を提供できるようにしよう（図6.1）．

③ 他職種との連携と協力

　厨房での調理現場では，調理師との連携が欠かせない．また，栄養指導

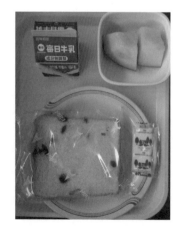 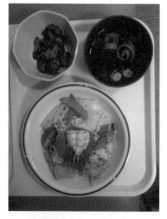 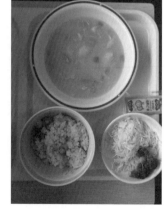

図6.1　病院給食の例

業務を行う管理栄養士との円滑なコミュニケーションも必要である．一人でできる仕事ではない．多くの人と協力することで仕事が成り立ち，病気改善に役立つおいしい食事が提供できる．

　現在，医療の分野では新しい考え方や技術が素早く取り入れられ，進歩や改善が進んでいる．医療の現場ではとくに日々の勉強や研修に励み，学んだことを発信していこう．

Key Point　栄養士が活躍できる職域

○病院（産婦人科病院，一般病院），保健所など
○福祉施設〔保育所（園），高齢者施設，乳児院など〕
○事業所
○小学校
○給食会社
○その他（フリーで活躍，料理家など）

（2）産婦人科病院では乳児と母親の健康をサポート

① 食事の提供

　産婦人科病院では，出産後の母親に普通食（授乳婦の食事摂取基準を満たした）を提供する．出産後の母体が早く快復し，子育てが順調にスタートするように，朝，昼，夕の3食とおやつを用意して食事の面から支えるわけである．献立の考案や試作，材料発注，調理，衛生管理を行う．

　入院時に食事アンケートを実施し，アレルギーの有無や嗜好を尋ねる．嗜好についてはできる限り応えられるように配慮するが，おいしく喜ばれる料理を出すだけでなく，より望ましい食事についての理解を深めてもらうよう促していく．**マタニティフードダイアリー**に記入してもらい，食事バランスガイド（図5.2）が活用できるように指導も進めるとよい（図6.2）．

② 栄養教育の機会

　献立表や栄養情報のリーフレットを作成・配布し，産院の掲示板を活用して栄養教育媒体などを提示し，栄養相談を行う．入院中は積極的に病室訪問をし，母親の悩みに答えたり，コミュニケーションを図ったりする．よりいっそう食事に関心をもってもらい，今後の家族を含めた食の支援につながるようにする．

　また，出産後の**1か月検診**時に栄養相談を行い，乳児の順調な発育を確認する．授乳や離乳の相談を受け，母親の授乳や育児の悩みも聞く（表6.1，図6.3）．母親の不安を受け止めることが大切である．より個別の対応を心がけ，指導をするというのではなく，一緒に楽しくステップアップしましょうという対象者に寄り添う姿勢が必要である．

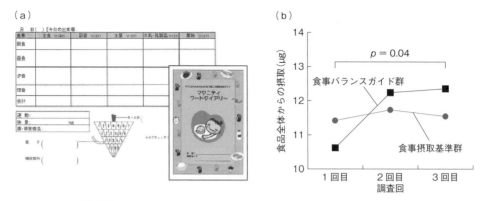

（a）

月 日（ ）【今日の出来事】					
食事	主食（つぶSV）	副菜（つSV）	主菜（つSV）	牛乳・乳製品（つSV）	果物（つSV）
朝食					
昼食					
夕食					
間食					
合計					

運 動：
体 重：　　　kg
薬・調査食品：

菓 子（　　　　　）

嗜好飲料（　　　　　）

（b）

図6.2　マタニティフードダイアリーと食事バランスガイドの指導効果

平成20年度厚生労働科学研究の食事バランスガイドを利用した妊産婦の食事指導に関する研究では，「妊産婦のための食事バランスガイド」を活用した群で，指導を重ねるごとに葉酸の摂取量が増加し，3回目には有意に改善されていた〔(b) 参照〕．食事バランスガイドを活用した群では食事内容を記録していくことで，食品の摂取の状況を把握しやすく，単に食べる量が増えただけではなく，適正量を認識できる人が増えたのではないかと考えられ，食事バランスガイドを理解したうえでの利用の効果が確認された．p 値（有意確率）．5％以下となり，有意な差があったといえる．

瀧本秀美，草間かおる，平成20年度厚生労働科学研究費補助金 胎児期から乳幼児期を通じた発育・食生活支援プログラムの開発と応用に関する研究"妊婦健診を利用したセルフモニタリング手法による栄養教育介入研究"（2009）．

表6.1　授乳について困ったこと（回答者：0〜2歳児の保護者）

授乳について困ったこと	総数* (n = 1,242)	栄養方法（1か月）別（n = 1,200）		
		母乳栄養 (n = 616)	混合栄養 (n = 541)	人工栄養 (n = 43)
困ったことがある	77.8	69.6	<u>88.2</u>	69.8
母乳が足りているかどうかわからない	40.7	31.2	<u>53.8</u>	16.3
母乳が不足ぎみ	20.4	8.9	<u>33.6</u>	9.3
授乳が負担，大変	20.0	16.6	<u>23.7</u>	18.6
人工乳（粉ミルク）を飲むのをいやがる	16.5	<u>19.2</u>	15.7	2.3
外出の際に授乳できる場所がない	14.3	<u>15.7</u>	14.4	2.3
子どもの体重の増えがよくない	13.8	10.2	<u>19.0</u>	9.3
卒乳の時期や方法がわからない	12.9	11.0	<u>16.1</u>	2.3
母乳が出ない	11.2	5.2	15.9	<u>37.2</u>
母親の健康状態	11.1	11.2	9.8	<u>14.0</u>
母乳を飲むのをいやがる	7.8	3.7	11.1	<u>23.3</u>
子どもの体重が増えすぎる	6.8	5.8	<u>7.9</u>	7.0
母乳を飲みすぎる	4.4	<u>6.7</u>	2.2	0.0
人工乳（粉ミルク）を飲みすぎる	3.7	1.1	6.1	<u>7.0</u>
母親の仕事（勤務）で思うように授乳ができない	3.5	<u>4.2</u>	3.0	0.0
相談する人がいない，もしくは，わからない	1.7	0.8	<u>2.6</u>	0.0
相談する場所がない，もしくは，わからない	1.0	0.3	<u>1.7</u>	0.0
その他	5.2	4.9	<u>5.7</u>	4.7
とくにない	22.2	<u>30.4</u>	11.8	30.2

（複数回答）

※栄養方法のうち，最も高い割合を示しているものに下線．

＊総数には，栄養方法「不詳」を含む．

資料：厚生労働省，「平成27年度乳幼児栄養調査」．

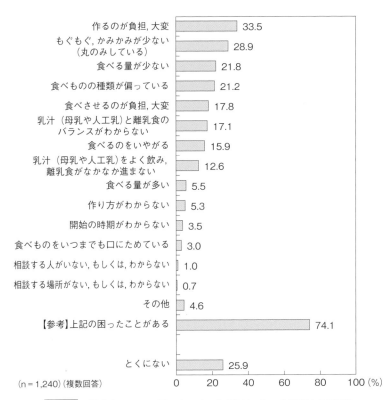

作るのが負担，大変　33.5
もぐもぐ，かみかみが少ない（丸のみしている）　28.9
食べる量が少ない　21.8
食べものの種類が偏っている　21.2
食べさせるのが負担，大変　17.8
乳汁（母乳や人工乳）と離乳食のバランスがわからない　17.1
食べるのをいやがる　15.9
乳汁（母乳や人工乳）をよく飲み，離乳食がなかなか進まない　12.6
食べる量が多い　5.5
作り方がわからない　5.3
開始の時期がわからない　3.5
食べものをいつまでも口にためている　3.0
相談する人がいない，もしくは，わからない　1.0
相談する場所がない，もしくは，わからない　0.7
その他　4.6
【参考】上記の困ったことがある　74.1
とくにない　25.9

（n＝1,240）（複数回答）

図6.3 **離乳食について困ったこと（回答者：0～2歳児の保護者）**

複数回答（1,240人）.

資料：厚生労働省「平成27年度乳幼児栄養調査」.

　母親や家族にとって，乳児との慣れない生活は大変であっても，行動変容の好機ととらえてもらおう．しかし，無理はせず，食事をつくれないときは調理済み食品を買う，または宅配を頼む，というように負担を減らせるように考え方を変えるとよい．

Key Point　**母乳育児の大切さ**

○初乳はたんぱく質が豊富で，とくに免疫物質をたくさん含む

○母乳は乳児に最適な栄養源．そして衛生的で経済的である

○母乳は母親にとって，一番のダイエット

○母乳のトラブルについては，母親の食事を見直そう

・脂っこい食品，甘い物，果物，牛乳，乳製品を摂りすぎると，乳が張りすぎる，乳腺炎などが起こりやすい

・主食をしっかり摂る，油を減らす，薄味の料理にするなど，食事を見直してみよう

2 生活の場である福祉施設での重要な「食」の役割

（1）保育所（園）―食べることが大好きな子どもを増やす―

① 保育所（園）栄養士の役割

乳・幼児期は，「食べる，寝る，遊ぶ」ことを通し，生涯にわたり基本となる生活リズムの確立を目指す．そのためにはまず，食事を規則正しく摂ることが重要で，したがって，食事をつくる保育所（園）の厨房は，朝から大変忙しい場となる．

食育の実践が盛んにいわれる前から，保育所（園）では保育の一環として，食に関する取組みが行われてきた．しかし，これまではおもに保育士が行い，栄養士は厨房のなかだけの仕事をして，子どもたちと接する機会も多くはなかった．

今も保育所（園）は，栄養士を必ず置かなければならない施設ではない．しかし，食育の重要性が認識され，平成30（2018）年2月から施行された**「保育所保育指針」**で，食育の実践に園全体で取り組むことが明記された．保育所（園）での栄養士による他職種との連携が増し，食育の実践に期待が寄せられている（図6.4）．

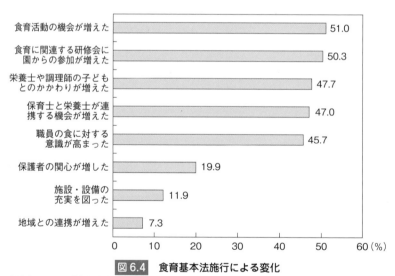

図6.4 食育基本法施行による変化

坂本裕子ほか，「京都府南部の保育所における食育状況」，京都文教短期大学研究紀要，48号（2010），p. 21 〜 29.

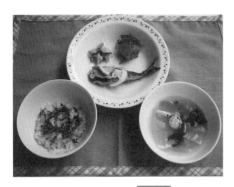
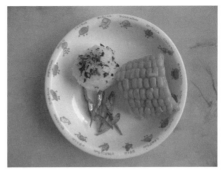

図6.5　保育所給食の例（和食給食の例）
昼食（左）とおやつ（右おにぎり，ゆでとうもろこし，煮干）.

② 保育所の食事提供

　保育所（園）では0歳児から就学前の子どもに，昼食とおやつを基本に離乳食，1～2歳児食，3～5歳児食を提供する．咀嚼能力を獲得し，**味覚の発達**も促す大切な時期の食事を担当するわけである．

　調理のスキルは重要で，調理師と協力し，野菜を食べやすく工夫し調理するなど，偏食の予防に努める．消化機能やからだの成長に合わせた，将来の生活習慣病予防も考えられた，おいしい食事を提供する（図6.5）.

　また，最近は卵，小麦，牛乳などに対するアレルギーをもつ子どもが増えている．家庭との了解のもとに，除去などして手を加え給食を出すが，意外な食品にアレルゲンになるものが含まれている場合がある．混ざると大変なことになるので，細心の注意を払う．そのときに必要なのは，アレルギーや食品の知識である．また，除去するだけでなく，栄養価や見た目も考える必要がある．子どもは隣で食べている子どもと同じものをほしがる．見た目だけでも同じような献立になるように工夫すると，食べる意欲が起こり生きる意欲にもつながる．「おいしい」「おかわりちょうだい」といわれる給食をつくろう.

③ 他職種，家庭との連携

　食育の実践にあたっては保育士との連携，調理師との連携が欠かせない．食べることが大好きな意欲的な子どもを育てることを目標に，園長のもと，他職種の職員と協力し，食育の実践を積み重ね，評価を行い，他園との研修も行う．保育所（園）など福祉サービスの第3者評価も行われるようになったことから，計画段階から栄養士が参加し，積極的な取組みをしよう.

　また，保護者との連携も求められる．保育所（園）の食事だけで，子どもの食生活がすべて満足いくものになるわけではない．健康を支える大きな柱は，家庭の食である．1日のはじまりの大切な食事である朝食の重要性を保護者に伝え，少しずつでも実践してもらったり，給食献立から料理を学んでもらったり，栄養士も積極的に保護者とのコミュニケーションを

　ワンポイント

第3者評価
平成16（2004）年5月厚生労働省発通知以後，本格的に推進されてきた．都道府県ごとに認証された評価機関が行う.

はかり，家庭の食の改善につなげる．園児の母親から，「子どもから，保育園で食べた○○がおいしいから，またつくってといわれています．．つくり方を教えて」といわれたいものである．

④ 食育の実践

保育所（園）で出されたおいしい食事を安心して友達と食べるなかで，子どもたちの社会性が養われ，感謝の気持ちや信頼関係を育てて，生きる意欲をもたせることができる．

家庭で食育の実践やしつけが不足しがちな現在，保育所（園）では食事の提供以外に，食育の実践として取り組むべきことが多くある．子どもたちのやりたい気持ちを大切に，実践していこう．子どもたちがワクワク，ドキドキするような取組みを計画しよう（図6.6）．

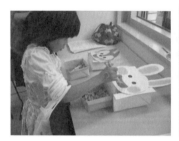 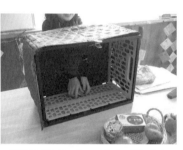 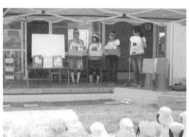

| お箸を上手に使えるかな | 簡単はてなボックスで食品に親しもう | 食べ物を3つの色に分けてみよう |

図6.6　食育の実践例

⑤ アレルギーなどに配慮した食事の提供

入所（園）時に食についてのアンケートを実施する．特定食品の除去など，特別な配慮が必要な場合はアレルギーについて医師の指示書を提出してもらい，保護者とも話し合いながら**アレルギー対応食**を実施する．

近年では，宗教上の理由で禁忌される食べ物がある場合も見られる．保護者と十分な話し合いを行うようにする．

(2) 高齢者施設―高齢者に寄り添う姿勢で―

① 高齢者への食事摂取

嚥下機能の低下が見られる高齢者には，少しでも口から食べられるものを工夫して調理する．おいしいものを口から食べられる喜びを伝えていこう．

高齢期になると基礎代謝量や身体活動量が低下する．摂取エネルギー量を減らす必要はあるが，他の栄養素は必要である．消化吸収などの能力が低下し，食事の総摂取量を減らさなければならない一方で，他の栄養素を充足させるのはなかなか難しい．たんぱく質を十分摂り，栄養評価を個別に行い，**低栄養**にならないように注意する必要がある．

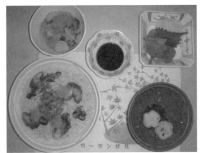
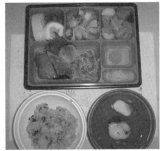

行事食・散らし寿司
うなぎのちらし寿司, 清汁, 刺身
(マグロ・サーモン) 吹き寄せ煮.

行事食・敬老の日
(普通・きざみ食)
赤飯, 清汁, ブリの照り焼き, 菊花の酢の物, だし巻き, 煮豆, やわらか
かまぼこ, かき揚げ, 吹き寄せ煮, ようかん, 漬け物.

(ソフト食)

図6.7　高齢者の食事の例
介護老人保健施設　あじさいガーデン伏見.

また長年食べてきた習慣から, 慣れ親しんだものに偏ったり, 食べる量が多くなったりしがちである. できる限り高齢者の**食歴**を考慮し, 生きる意欲につながるおいしい食事の提供を目指す. そのために高齢者の心身の状態を考慮した, さまざまなメニューを考えられるようになろう. また, 見た目もおいしく食べられる重要な要素である. 色彩感覚も磨くようにしよう (図6.7).

> **Key Point**　　　　　　　　**高齢者の食事**
> ○健康維持に必要な栄養をバランスよく
> ○個々に応じた食事形態 (図6.8 参照)
> ○変化に富んだ献立, 心弾む楽しい食卓

② 嚥下障害に配慮

高齢者に次のようなことが見られる場合は, **嚥下障害**が疑われる.

・食事中や水分を摂るときにむせる, 咳き込む.

・のどに食べ物がつまった感じがする.

・パサパサした物や弾力のある物が食べにくい, また食べるのを嫌がる.

・昨日と今日では食べ方が異なる.

・飲み込むときに天井を見るように上を向く.

・食事中, 食後にがらがら声になる (嗄声).

・体重が減っていく.

嚥下障害が続くと, **誤嚥**, 低栄養, 脱水, 窒息, 食事が楽しくない, などが起こりやすくなるので, 注意しよう.

嚥下が難しい食品は, 人それぞれである (図6.8). わかめ, ほうれん草や生の野菜 (とくに千切りキャベツ) が多いようだが, 麩でもむせる人も

 ワンポイント

誤嚥
食物・液体・唾液が間違って気道に入ることで, 誤嚥すると, 呼吸困難→肺炎→発熱→死亡となる危険がある.

127

きざみ食

噛む力が弱い人のために，食物を小さく刻んで食べやすくした食事．しかし，キャベツのみじん切りなど料理によっては，かえってむせたりしてうまく飲み込めないことがあるため，単に細かく切るだけでなく，片栗粉でとろみをつけたりして飲み込みやすくする．

ソフト食

歯を失った高齢者，嚥下機能障害をもつ人に，舌で押しつぶせるような硬さに調理した食品．

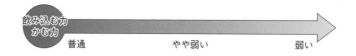

図 6.8　飲み込む力・噛む力と高齢者の食事形態

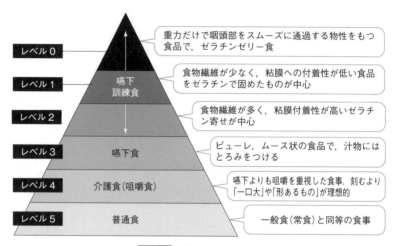

レベル 0	嚥下訓練食	重力だけで咽頭部をスムーズに通過する物性をもつ食品で，ゼラチンゼリー食
レベル 1		食物繊維が少なく，粘膜への付着性が低い食品をゼラチンで固めたものが中心
レベル 2		食物繊維が多く，粘膜付着性が高いゼラチン寄せが中心
レベル 3	嚥下食	ピューレ，ムース状の食品で，汁物にはとろみをつける
レベル 4	介護食（咀嚼食）	嚥下よりも咀嚼を重視した食事．刻むより「一口大」や「形あるもの」が理想的
レベル 5	普通食	一般食（常食）と同等の食事

図 6.9　嚥下食ピラミッド

浜松大学，健康プロデュース学部，金谷節子准教授提唱．嚥下食ピラミッドは，摂食，嚥下の難易度を階級で表す．訓練食の開始は，重力だけでごっくんできるレベル 0．レベル 0 〜 2 は嚥下訓練食，レベル 3 は嚥下食，レベル 4 は介護食（咀嚼食），レベル 5 は普通食．

いる．ラーメンの麺が嚥下しにくいこともあるため，個別の対応が求められる．摂食，嚥下の難易度を表すため，**嚥下食ピラミッド**が提唱されている（図 6.9）．

③ 高齢者への栄養教育

　未体験である高齢期の状況を真に理解することは困難なことだが，理解に努めることが大切である．高齢者はとくに個々人で状況も大きく異なることから，対象者と直接話をし，理解を深めることが求められる．

　高齢者はからだを動かすことがおっくうになりがちである．しかし，おいしく食べてもらい，食欲を高めるためには，できるだけからだを動かすことも重要である．

3　働く楽しみと日々の健康を支える事業所給食

(1) 生活習慣病を予防し，元気で働ける食事を提供

　毎日の生活のなか，一般に労働者はかなりの時間を事業所などの職場で

過ごす．**事業所給食**は，昼間の労働のための大切な栄養源を供給する場である．健康でバリバリ仕事をすることが一番に求められており，それに見合う食事が必要である．おいしく満足のできる，活力となる食の提供が求められる．

事業所給食では，一般に健康な大人を対象に，労働に見合った給食を提供する．定食以外に，選べる主食や主菜，副菜，デザートなど，食の選択を対象者に任せたかたち（**カフェテリア方式**）でさまざまな料理を提供する．具体的には仕事内容や身体活動レベル（事務職なのか，肉体を使うのかなど），男女比や年齢構成に応じて献立を立てる．また，とくに夏期はミネラルの補給を考える．

(2) 事業所での栄養教育

生活習慣病が進む年代であるが，病気でなければ健康に対する意識が必ずしも高い者ばかりではない．予防が一番大切であることを伝えることが重要である．食堂などで媒体の掲示をしたり，定期的に栄養相談を設けるほか，栄養展示の開催，社内報（メール）の活用，しおりの配布など，あらゆる機会を利用し，健康と食に関心が向けられるように努める（図6.10）．

💡 ワンポイント

カフェテリア方式
用意された料理を利用者が自由に選ぶ．
・価格に見合う満足感が得られる献立を用意する．
・嗜好調査や残食調査を行い，マンネリ化しないように，旬のものや行事食を取り入れ，変化に富んだものにする．
・栄養成分表示を行い，偏った選択が行われないようモデル献立を提示したり，栄養についての問題を提供する．

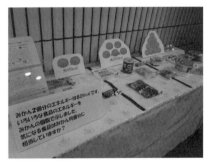
エネルギーを身近な食べ物で考えよう

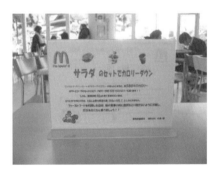
社員食堂での卓上メモ

図6.10 事業所給食での栄養教育

④ 生涯の食の基礎をつくる小学校の給食

(1) 子どもたちの成長を助ける学校給食の提供

栄養士は，栄養教諭や**学校栄養職員**として採用されることが多い．しかし近年増えているのが，委託給食会社から派遣される例である．どちらも，おもに**学校給食**の管理が任せられる．

子どもたちにおいしく，栄養量が足りる満足される献立を立て，調理師

栄養士の活躍できる職域

ワンポイント

中心温度の管理

大量調理施設衛生管理マニュアルで，中心温度 75 ℃ 1 分間以上，カキや二枚貝はノロウイルス対策として 85〜90 ℃で 90 秒間以上加熱すること．

検食

同マニュアルで「原材料及び調理済み食品を，食品ごとに 50 g 程度ずつ清潔な容器（ビニール袋等）に入れ密封し，−20 ℃以下で 2 週間以上保存すること」と記されている．

ワンポイント

セレクト給食

献立の一部を自分自身で選択する給食形態．おかずや飲み物，デザートなどの選択をする．自分自身で選択することで食べ物に関心をもったり，健康管理に役立てたり，給食を楽しみにしてほしいというねらいがある．

との連携のもと，安全な給食を提供することが仕事である．給食費が限られているなかで，成長途上にある子どもたちには，とくに安全な食品での提供が望まれる．O157 の食中毒事件以降，子どもたちの食の安全を最優先し，**加熱調理**，**中心温度**の確認，**検食**の実施など，徹底して食の管理を行っている．

また，将来の生活習慣病の予防に向けて，偏食のない何でも食べる，元気な生き生きとした子どもに育てていく必要がある．給食の**残食**は解決したい問題である．献立などを大いに工夫し，改善する一方，栄養教育を通じて行動変容も行うようにする（3 章も参照）．

(2) 食の指導の実践

給食管理だけではなく栄養教育を行う栄養教諭や学校栄養職員は，教育者としての資質も求められる．単に，知識を豊富にもっているだけでは務まらない．対象者，この場合は子どもたちに関心をもち，情緒的に安定した気持ちで常に接することが大切である．真に教育に協力したいと努力を惜しまず，自分の専門性を高め，人間性も磨くことが要求される．多くの先輩がそのような要求に応えながら，教育の現場で頑張っている．

小学校 1 年生から卒業までの間に，給食時間に少しずつでも食の指導を受けることによって，子どもは前向きに食べられるようになり，食に関心をもつようになる．短い給食時間のなかでの地道な積み重ねになるが，継続していくことが成果につながる（図 6.11）．

また献立を工夫して，バイキング給食や**セレクト給食**，**地産地消**の食品を取り入れた給食にするなどの取組みは，食の指導を行ううえで効果がある．

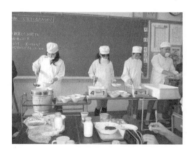
給食時間の配食の様子

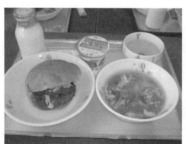
献立例：ハンバーガー，具だくさんスープ

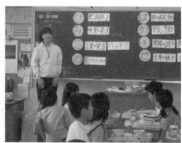
給食時間に「噛むことの大切さ」を教える

図 6.11　小学校での給食の様子

5 食の役割を担う給食会社で働く

多くの**給食会社**があり，病院や高齢者施設，保育所，事業所，弁当配達会社などから給食業務を委託されている．給食会社に栄養士として勤務すると，委託先に派遣されて働くことになる．一つの派遣先だけではなく，さまざまな職場で働け，貴重な経験を積むことができる．広い視野から給食業務を把握することができ，栄養士にとって大きな力をつけることとなる．

6 その他，フリーで活躍する栄養士など

(1) 自分のスキルを生かす栄養士

卒業後，栄養士を経験したあとに退職し，再び働き出すとき，病院や会社などに雇われて働くのではなく，フリーの立場で栄養士として仕事をする人が増えてきた．

以前に比べ，通信情報手段が発達し，個人でもパソコンがあれば多くの情報を得ることができる．自分のスキルを磨き，社会で生かしていこう．実際にフリーで働く栄養士は，いろいろな仕事に携わり，自分のスキルを生かしている．たとえば，

・介護職に携わりながら，糖尿病などの生活習慣病のための食生活改善相談を行う．
・妊産婦の栄養相談や離乳食相談を行う．
・さまざまな料理教室を開催している．
・さまざまな場所に出かけて料理教室や調理指導，子育てクッキングの個別指導を行い，食育指導も行う．
・スポーツ選手やスポーツクラブに対して，運動能力の向上を促す食を提供し，「スポーツ栄養」の講演をする．
・電話相談サービスを行い，子育てにおける食の相談や悩みを受ける．そして，訪問相談なども行う．
・料理家として料理を紹介し，レシピをまとめ，料理本を作成し，出版する．
・雑誌やホームページでレシピを提案し，食に関するコラムを掲載する．

(2) その他のさまざまな場で働く栄養士

・薬局で，サプリメントの販売や栄養相談，乳児の育児栄養相談を担当．

131

・エステティシャン兼栄養士として働く場合．来訪者の摂取カロリーなどを計算して，食の大切さを伝える．美は健康であってこそ存在するもので，健康的に美しくなってもらうことを目指す．

◆ 演　習 ◆

1　授乳婦の昼食献立を考え，食事バランスガイドを活用してみよう．

2　妊婦対象の料理教室を計画してみよう．

3　幼児食で，普通食からアレルギー対応食への展開をいろいろ考えてみよう．

p. 128, 129 も参照←　4　健康を考えた食事を提供する社員食堂が増え，注目を集めている．どのようなところが工夫されているのか調べてみよう．

7章も見てみよう←　5　高齢者が好み，望ましい食事とはどのようなものなのか考え，1月〜12月の1年間で各月に適した夕食の献立を立ててみよう．

6
章

7章

実践してみよう
あなたの「栄養教育」

7章で学ぶこと

- PDCA（マネジメント）サイクルの流れ（3章参照）に沿った栄養教育方法について学ぶ.
- 子どもたちへの実践事例を通して食育・栄養教育について学ぶ.
- 成人期や高齢期における栄養教育の実際について学ぶ.

7章のキーワード

□ PDCA（マネジメント）サイクル　□ 保育所保育指針　□ 楽しく食べる子ども　□ 食に関する指導　□ 栄養教諭　□ チーム・ティーチング（T.T.）　□ メタボリックシンドローム　□ 特定健診・特定保健指導　□ 生活習慣病　□ 行動変容　□ 地域包括ケアシステム　□ 介護予防・日常生活支援総合事業　□ 配食サービス

　人々が充実した毎日を送るためには健康であることが大切であり，そのためには「食」が重要である．よって，対象者の健康の保持・増進につながる効果的な栄養教育を実践することが栄養士には求められる．

　対象者の健康行動の目標達成のためには，PDCA（マネジメント）サイクルの流れに沿って栄養教育を行い，対象者がやる気をもって行動できるよう支援することが必要である．

　そこで，本章においては，食育・栄養教育の事例を通して対象者に合わせた栄養教育の実際について学び，実践してみよう．

1 幼児を対象とした食育の実践―保育所(園)を拠点とする食育の実際―

　幼児期には活動範囲が少しずつ広がり，好奇心も強くなってくることから，体験を通して食への興味・関心がもてるような栄養教育が求められる.

(1) 保育所における食育の指針と目標

　保育の場においては，**保育所保育指針**（厚生労働省，2017）の第3章「健康及び安全」に「食育の推進」が明記されており，栄養士が配置されている場合は，専門性を生かした対応を図ることが求められている（図7.1）. 保育所における食育は，「健康的な生活の基本としての『食を営む力』の育成に向け，その基礎を培うこと」を目標としている. 乳幼児期の発達に合わせた保育の一環として食育を位置づけ，実践活動を展開する.

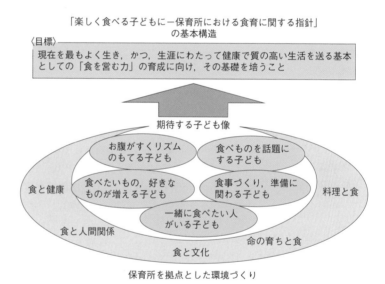

「楽しく食べる子どもに―保育所における食育に関する指針」
の基本構造

〈目標〉
現在を最もよく生き，かつ，生涯にわたって健康で質の高い生活を送る基本としての「食を営む力」の育成に向け，その基礎を培うこと

期待する子ども像

お腹がすくリズムのもてる子ども
食べものを話題にする子ども
食べたいもの，好きなものが増える子ども
食事づくり，準備に関わる子ども
一緒に食べたい人がいる子ども

食と健康
料理と食
食と人間関係
命の育ちと食
食と文化

保育所を拠点とした環境づくり

図 7.1　「保育所における食育に関する指針」の目標
酒井治子ほか，『保育所における食育の計画づくりガイド』(2007).
平成18年度児童関連サービス調査研究等事業　財団法人こども未来財団.

(2) 食育の計画

　食育のためのアセスメントでは，栄養士は，対象となる子どもたちの実態について，保育士・調理員・看護師などの職員と相談しながら把握し，問題点や課題をあげる（左記参照）. ここであげた問題点や課題が，取組みによる変化を評価するための指標となる.
　食育を日常的な保育活動に組み込むには，全体的な計画である「保育課程」とそれにもとづいた保育を展開するための具体的な計画として立案さ

**食育のための
アセスメント項目例**
・発育・発達状況.
・食行動・食習慣（食欲，好き嫌い，咀嚼機能の発達状況，食事量，食事バランス，間食の内容・量）.
・食環境.
・生活リズム.
・養育者の態度（子どもの食に関する知識・経験，食事づくりへの関心，子どもへの関わり方）

7章

れる「指導計画」のなかに位置づける形で食育計画が作成される必要がある．指導計画のなかに食育計画を作成している例を示す（右記 HP 参照）．「ねらい」は食育の目標を具体化するものであり，「食に関わる体験を通して子どもに育ってほしい姿」をあげる．3歳以上の食育の内容は，厚生労働省「楽しく食べる子どもに―保育所における食育に関する指針」(2004)に示されている食育の5項目「食と健康」「食と人間関係」「食と文化」「いのちの育ちと食」「料理と食」（右記参照）の視点から子どもに必要な経験の内容を考える．また，家庭との連携についても盛り込む内容とする．

　指導案（栄養教育案）とは1回ごとに実施する栄養教育（食育）の計画書である．とくに決まった形式はないが，ほかの指導者が指導案だけを見て活動を展開できるものとする（表7.1，表7.2，次ページ参照）．

　子どもは体験を通して学ぶことから，食育活動においては体験型（調理保育，菜園活動など），演習型，観察型の計画を立て，経験を積み重ねるとよい（図7.2）．しかし，大切なことは，子どもが多様な体験をするだけでなく，子どもの学びが連続するよう配慮して計画することである．たとえば，表7.1における実践例は，小松菜の収穫，調理，給食での喫食を体験するものとなっているが，栽培の一連の流れ（種まき・日々の管理・収穫など）を体験する年間指導計画にもとづくものであれば，子どもは食べ物が雨，太陽の光などによって育つことに気づくことができる．また，日常の保育活動のなかで，栽培している野菜が出てくる絵本や歌に親しむ，体験を通して感じたことや考えたことを絵で表現するなど，食育と他の活動を組み合わせることで学びの連続性を高めることができる．

年間指導計画例
https://iss.ndl.go.jp/books/
R100000002-1000009339718-00

食育の内容の5項目
① 食と健康
② 食と人間関係
③ 食と文化
④ いのちの育ちと食
⑤ 料理と食

厚生労働省，「楽しく食べる子どもに―保育所における食育に関する指針」(2004).

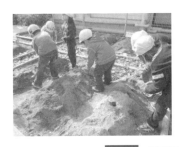
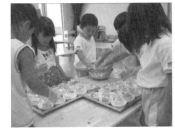

図7.2　菜園活動・調理保育の例

(3) 幼児に適した教材

　教材は，興味をもって楽しめる視覚や音声，指先を使うもの，嗅いだり味わったりするものなど，いろいろな感覚を刺激して興味をもたせるものが望ましい．たとえば，実物（野菜，果物，給食など），フランネルボード，エプロンシアター，人形劇や紙芝居，歌，ゲーム（かるた，すごろくなど），手遊び，DVD などが適している（図7.3）．

実践してみよう　あなたの「栄養教育」

表7.1 体験型食育プログラム（菜園活動・調理保育）の実践例

テーマ「小松菜の収穫と調理―おいしくいただこう―」

1．	対象年齢	4，5歳児
2．	発育・発達状況	・食に関する絵本や紙芝居を意欲的に見ている ・先月植えた小松菜の世話を保育者が意識して働きかけていくことで，生長に興味を持ったり，水やりをしたりする子もいる ・保育者の投げかけにより，野菜を植えることに興味を持ち，図鑑で調べたり，自分で植えたいものを考えたりしている ・昨年度の年中児・年長児の姿を思い出し，自分たちも調理をすることを期待している
3．	食育の視点	料理と食／命の育ちと食
4．	ねらい	・さまざまな経験を通して，食べることへの興味や関心を持つ ・栽培，調理，食事等を通して食べ物の大切さや感謝する気持ちを持ち，命の大切さに気づく
5．	子どもの活動目標	・小松菜の観察から，小松菜の特徴を知る ・収穫の喜びを味わう ・食品や調理器具に興味を持ち，保育者や友達と一緒に調理する楽しさを知る ・自分たちで調理した小松菜を味わって食べる
6．	援助のポイント	・植物収穫の目的，調理の目的を職員間で協力する ・小松菜がどのような植物で，どのような生育をするか，事前の保育で観察する機会をつくる
7．	家庭支援のねらい	買物や食事づくりのときに，保育所で収穫した小松菜の経験を話す．家庭のメニューに使用してもらい，家族で小松菜を味わい経験を共有する

プログラムの流れ	時刻	子どもの行動	保育士・栄養士の作業と子どもとのかかわり	調理職員の作業と子どもとのかかわり
導入	9：30	手洗い・身支度を調える	着衣やくつの着脱を援助する 人数の確認	
展開		園の畑に行き，保育士から収穫方法や順序の説明を受け収穫を開始する	一人ひとりが小松菜を抜き取ることができ，順番に確認する	小松菜を受け取り喜びほめる
	10：00	収穫した小松菜をかごに入れる	かごの位置や入れ方を指示	
	10：10	調理室で手渡し，洗ってもらう	手渡し行動の援助と声かけ	
	10：30	手洗い・身支度を調える	手洗い・身支度を援助する 切り方を教え，子どもの作業を見守る	
		小松菜を包丁で切る 切った小松菜をざるに入れる		
	11：10	班ごとにすりばちでごまをすり，手づくりごまドレッシングを作る	すり方を教え，子どもの作業を見守る ごまの香りのことを話題にする	切った小松菜を受け取りゆでる 配食準備
	11：40	ゆでた小松菜ドレッシングであえる	給食の皿に盛りつける	
	11：50	身支度を整え，手を洗うなど食事の準備をする	手洗い等，食事の準備，お当番の声かけ	
	12：00	いただきます	収穫や調理のことを話題にする 食べている状況を確認し，子どもたちに収穫の様子を聞く	
	12：30	ごちそうさま	給食で食べた小松菜入りの料理について，簡単に味わい方などを説明する	
		活動内容を振り返る	ねらいとしてあげた命のつながりと植物が食事になり，自分の命をつなげていることを気づかせる	
まとめ		感想を話す		
記録・分析		ビデオや観察記録から 1）子どもの発する言葉を集積し，分類する 2）活動目標別にそのときの表情や行動を分類しておく	子どもとどのようにかかわっていたか記録する 言葉や表情と子どもの反応について記録する	表情，食べ方，摂食量，会話内容の状況を観察，または保育士に知らせてもらい把握する 子どもの特性を直接確認した内容を記録しておく
保護者へ連携		壁新聞に取組みの写真を掲示し，子どもの反応を載せる 余白をつくるか，ご意見箱を用意し，保護者の意見を回収する お迎えのときの話題に取り上げ，保護者の意見を集積する		給食のサンプル写真を掲示し，その特徴を記事により解説する 傍らにアンケート用紙を置き，意見をもらう
評価		1）観察やビデオから子どもはどのように反応し変化したか 　a．小松菜の収穫作業や調理作業は子どもの発達に適応していたか 　b．楽しさを表す言葉や表情は何か，また，ねらいは達成できたか 　c．否定的な行動の子どもは見られたか，理由として考えられることは何か 2）栽培植物と食事までのつながりは理解できたか 3）保護者に内容を伝えることができたか 　a．保護者の意見から，保護者がどのように食事内容をとらえていたか 　b．家庭内で子どもと話をする話題として取り上げられていたか		

表 7.2 栄養士と保育士の連携による食具の持ち方と正しい姿勢に関する実践例

（a）プログラムの流れ

	実施内容	評　価
	給食の見回り中，保育士から食具の持ち方や食事中の姿勢について 管理栄養士に相談があった．	
2014 年 2 月	プログラムの作成（保育士，栄養士，管理栄養士との話し合いから） 倫理審査	
3 月	計画の説明と承諾	
4 月	保護者会（アンケート結果報告）	保護者アンケート（事前）（①） 保育士による観察記録（事前）（②）
5 ～ 7 月	スプーン，箸の練習の実施* 　3 歳：スプーン練習（週 1 回，計 11 回） 　4 歳：箸練習（月 2 ～ 3 回，計 7 回） 　5 歳：箸練習（週 1 回，計 11 回），セルフモニタリング（給食後に 　　　　毎日）（④）	保育士による観察記録（6・7 月に各一回） （②）
8 ～ 9 月		保育士による観察記録（8 月）（②） 保護者アンケート（事後）（①） 保育士へのインタビュー（③）
	課題に対する今後の計画立案，実施	

＊ 詳細は（b）に示した．
①～④は，評価に用いた内容の番号である．本文と一致させるために，番号を示した．「子どもの行動の変化」の検討には，①～④を
用い，「プログラム内容」の検討には，③を用いた．

（b）スプーン，箸の練習の概要

段階	プログラム内容	留意点
導入 （5 分）	・正しい姿勢ではじまりの挨拶をする ・スプーンを持つ中指に黒丸のシールを貼る（3 歳）． ・紙パック 2 個，スプーン（3 歳），箸（4 歳，5 歳）を 1 人ずつに配布する． ・正しい持ち方を確認する．	
展開 （20 分）	"姿勢を正しくする"，"食具を持っていない手をケースにそえる"を意識するように 声をかけながら，以下のスプーン，箸の練習を行う． 　3 歳 　・一方の紙パックに小豆を入れ，スプーンで一粒ずつすくい，もう一方の紙パック 　　に移し入れる． 　・小豆をすべて移し終えた子どもは，次に 2 cm 程度に切ったストローで同様に行う． 　4 歳，5 歳 　・一方の紙パックに四角く切ったスポンジを入れ，箸で一個ずつつかみ，もう一方 　　の紙パックに移し入れる． 　・スポンジをすべて移し終えた子どもは，次に丸めたアルミ，2 cm 　　程度に切ったストロー，おはじき，ビー玉をこの順番で同様に行う．	また，3 歳児は，添える手 を使ってスプーンに素材 を乗せていないか，中指の シールが見えていないかを 確認し，個別に声をかけた．
まとめ （5 分）	・正しい姿勢で終わりの挨拶をする．	

會退 友美ほか，栄養学雑誌，**74**(6)，**17**(2016).

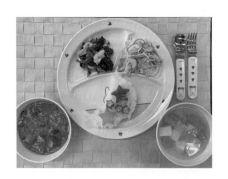

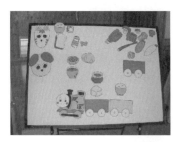
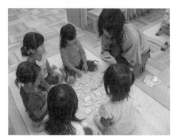

図7.3 食育媒体の例

上：行事食（給食），下：ペープサート，食育かるた．

　手づくりの教材を作成する場合には，幼児が触っても危険でない素材
（フランネルやフェルトなどの布地，角を丸くした厚紙など）を選び，口
に入れても事故が起きないような形と大きさにしなければならない．また，
絵は大きくはっきり描き，画面を動かすなど注意を引くように使用する．
声の大きさやテンポにメリハリをつけて話し，理解させたい部分に媒体を
集中して使用すると，子どもたちの興味を高め，話に集中させることが可
能となる．

(4) 食育の評価

　食育の評価にあたっては，計画―実践―評価，そして再計画という保育
活動の循環的なプロセスの一環のなかで行っていく．

　食育計画の評価・改善のためには，実践を通した子どもの育ち（子ども
がどんなことに気づいたのか，発見があったのかなど，子どもの感情が動
くような学びに関する評価）と，栄養士を含めた食育実施者の活動や援助
のあり方（教育実施に関する評価）の両面を丁寧に記録することが重要で
ある．記録の方法は，大別すると文字による記録と，映像・音声による記
録がある．前述の指導案（表7.1，7.2）の評価を参照しよう．

表 7.1, 7.2 を参考に，テーマに合わせて食育の指導案と教材をつくり，場面を想定して実際に食育（栄養教育）を行ってみよう．

【テーマ例】

●よく噛んで食べよう
・よく噛んで食べることの効用は何だろう．調べてみよう．
・保育所（園）の食事場面を想定して，幼児に合わせてよく噛んで食べることの大切さを伝えよう．

●よいうんちをしよう
・食べ物がからだのなかに入ってからうんちになるまでの流れについて，整理しよう．
・食べ物とうんち（バナナうんち：いいうんち，ころころうんち：硬いうんち，びちゃびちゃうんち：ゆるいうんち）の関係を伝え，好き嫌いなく食べる大切さを伝えよう．

2　小学校児童を対象とした「食に関する指導」の実践—学校全体での取組み—

学校における食育の必要性，食に関する指導の目標，食に関する指導の全体計画，食に関する指導の基本的な考え方や指導方法，食育の評価については文部科学省「**食に関する指導の手引**」〔平成 19（2007）年 3 月策定，平成 22（2010）年 3 月第一次改訂，令和元（2019）年 3 月第二次改訂〕に示されている．「食に関する指導の手引」は，食育基本法，学校給食法，学校教育法に基づく学習指導要領等を踏まえて作成されている．

(1) 学校における食に関する指導（食育）の目標

食に関する指導は，学校教育活動全体を通して，食にかかわる資質・能力を育成することを目標としており，校長のリーダーシップにより，栄養教諭が中核となり，学校栄養職員，学級担任，教科担任，養護教諭，調理員など全教職員が連携して取り組む．

(2) 食に関する指導の実際

① 食に関する指導の計画

学校全体で食育を組織的，計画的に推進するための「全体計画」を図 7.4 に示す．全体計画の作成にあたっては，まず，学校で実施している「食に関する実態調査」や教師の観察により児童生徒の実態を把握する．これらの実態から児童生徒の課題を明らかにし，右に示した 6 つの「食育の視点」を踏まえ，各学校が児童生徒に育成したい「食に関する指導の目標」を設定する．さらに，保護者や地域の実態，学校での食に関する指導の取

「食育の視点」

・食事の重要性
・心身の健康
・食品を選択する能力
・感謝の心
・社会性
・食文化

文部科学省：食に関する指導の手引―第二次改訂版（2019）．

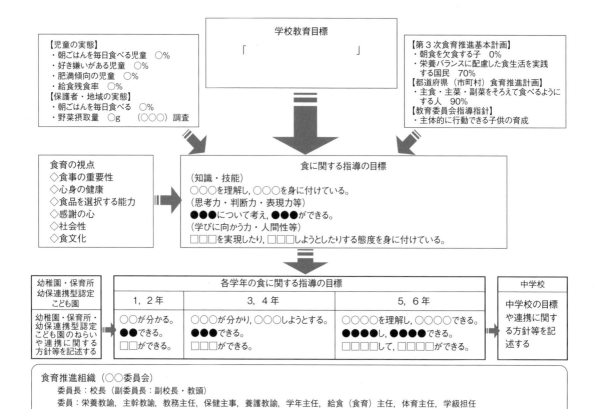

【児童の実態】
・朝ごはんを毎日食べる児童　○%
・好き嫌いがある児童　○%
・肥満傾向の児童　○%
・給食残食率　○%
【保護者・地域の実態】
・朝ごはんを毎日食べる　○%
・野菜摂取量　○g　（○○○）調査

学校教育目標
「　　　　　　　　　　　　　　　」

【第3次食育推進基本計画】
・朝食を欠食する子　0%
・栄養バランスに配慮した食生活を実践
　する国民　70%
【都道府県（市町村）食育推進計画】
・主食・主菜・副菜をそろえて食べるように
　する人　90%
【教育委員会指導指針】
・主体的に行動できる子供の育成

食育の視点
◇食事の重要性
◇心身の健康
◇食品を選択する能力
◇感謝の心
◇社会性
◇食文化

食に関する指導の目標
（知識・技能）
○○○を理解し，○○○を身に付けている。
（思考力・判断力・表現力等）
●●●について考え，●●●ができる。
（学びに向かう力・人間性等）
□□□を実現したり，□□□しようとしたりする態度を身に付けている。

幼稚園・保育所
幼保連携型認定
こども園

幼稚園・保育所・
幼保連携型認定
こども園のねらい
や連携に関する
方針等を記述す
る

各学年の食に関する指導の目標

中学校

中学校の目標
や連携に関す
る方針等を記
述する

1，2年	3，4年	5，6年
○○が分かる。 ●●できる。 □□ができる。	○○○が分かり，○○○しようとする。 ●●●できる。 □□□ができる。	○○○○を理解し，○○○○○できる。 ●●●●し，●●●●できる。 □□□□して，□□□□ができる。

食育推進組織（○○委員会）
　　委員長：校長（副委員長：副校長・教頭）
　　委員：栄養教諭，主幹教諭，教務主任，保健主事，養護教諭，学年主任，給食（食育）主任，体育主任，学級担任
　　　※必要に応じて，保護者代表，学校医，学校歯科医，学校薬剤師の参加

食に関する指導
　　─ 教科等における食に関する指導：関連する教科等において食に関する指導の視点を位置付けて指導
　　　　　　　　　　　　　　　　　社会，理科，生活，家庭，体育，道徳，総合的な学習の時間，特別活動　等
　　─ 給食の時間における食に関する指導：─ 食に関する指導：献立を通して学習，教科等で学習したことを確認
　　　　　　　　　　　　　　　　　　　　└ 給食指導：準備から片付けまでの一連の指導の中で習得
　　─ 個別的な相談指導：肥満・やせ傾向，食物アレルギー・疾患，偏食，スポーツ，○○

地場産物の活用
物資選定委員会：年○回，構成委員（○○，○○），活動内容（年間生産調整及び流通の確認，農場訪問（体験）計画）
地場産物等の校内放送や指導カードを使用した給食時の指導の充実，教科等の学習や体験活動と関連を図る，○○

家庭・地域との連携
　　積極的な情報発信，関係者評価の実施，地域ネットワーク（人材バンク）等の活用
　　学校だより，食育（給食）だより，保健だより，学校給食試食会，家庭教育学級，学校保健委員会，講演会，料理教室
　　自治体広報誌，ホームページ，公民館活動，食生活推進委員・生産者団体・地域食育推進委員会，学校運営協議会，地域学校協働本部，○○

食育推進の評価
　　活動指標：食に関する指導，学校給食の管理，連携・調整
　　成果指標：児童の実態，保護者・地域の実態

図7.4　食に関する指導の全体計画（小学校例）

「食に関する指導の手引―第二次改訂版」，文部科学省，平成31年3月．

7
章

組み状況を評価し課題を明らかにすることも大切である.

　以上の実態把握を通して明らかになった児童生徒の食に関する課題解決に向けて, 食育推進の評価指標（取組みによる変化を評価するための指標と目標値）を設定する.

　各学年の食に関する指導の目標は, 発達の段階などを考慮し, 小学校の低学年の場合は, 基本的な生活習慣が定着するよう, 適切な題材を設定する. また, 中学年の場合は, 問題を自分のものとして真剣に考えることができるようにし, 具体的な解決方法や目標を決めて, 一定の期間継続して努力できるように設定する. さらに高学年の場合は, 思春期にさしかかり心身ともに大きく変化する時期なので, 食育などに関する悩みの解消などを重視したり, 自己の問題について真剣に受け止め, 資料などを参考にして自己に合った実現可能な解決方法を決めたり, 目標をもって粘り強く努力できるように設定する.

② **食に関する指導の実施**

　食に関する指導は3つの体系に分けられる.

(a) 教科等における食に関する指導

　食に関する指導と関連しているおもな教科等は, 社会科, 理科, 生活科, 家庭科, 体育科, 道徳, 総合的な学習の時間, 特別活動である. これらの教科等における目標や内容, 教材や題材, 学習活動などに食育の視点を加味し, 教科等の学習目標と食に関する指導の目標を合わせて達成する授業を計画する.

　各教科等における食に関する指導を進めるには, 栄養教諭や学校栄養職員が専門性を活かしつつ担任教諭との**チーム・ティーチング（T.T.）**により児童の学習を深め, 日常の食生活で実践し, 定着するように支援していく.

　各教科等における食に関する指導の具体例を示す. たとえば, 第5学年児童を対象としたものは, わが国の食料生産について, 生産物の種類や分布, 生産量の変化, 輸入など外国とのかかわりなどに着目した社会科における実践事例であり, 「食品を選択する能力」「感謝の心」の2つの食育の視点を取り入れた内容となっている.

(b) 給食の時間における食に関する指導

　学校給食は, 健康の増進, 体位の向上を図ることに加え, 食に関する指導を効果的に進めるための重要な教材である.

　給食の時間における食に関する指導はおもに学級担任が行うが, 栄養教諭や学校栄養職員が各教室に出向いて直接指導したり, 食に関する正しい知識や地域の食文化や特産物などに関する資料を学級担任に提供したりすることで具体的かつ実践的な指導になり, 教育効果が高まる（図7.5）. また, 栄養教諭や学校栄養職員は日ごろから, 給食の準備の様子, 配食での

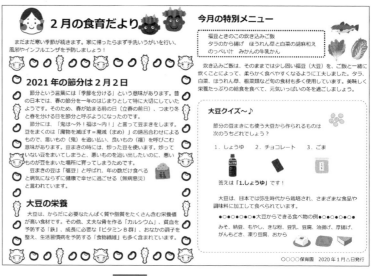

図 7.5 保護者への食育だより

給食の時間における食に関する指導例.

衛生的な取り扱い，食事マナーの定着の様子，残食の状況などの実態把握に努め，教職員と連携し，計画的・継続的な指導を行うことが必要である.

（c）個別的な相談指導

食に関する個別的な相談指導は，栄養教諭や学校栄養職員が中心となって，養護教諭や学校医などと連携しながら栄養学などの専門知識にもとづき取り組むものであり，対象としては，偏食のある児童・生徒，肥満・やせ傾向にある児童生徒，食物アレルギーのある児童生徒，スポーツをしている児童生徒，食行動に問題を抱える児童生徒などが想定される．課題の改善を目的として期間を決めて定期的，継続的に指導を進めることにより，対象の児童生徒の行動変容を促し，改善，あるいはより良好な生活を行うための習慣を獲得できるようにする.

③ 食に関する指導の評価

食育の推進に対する評価は，子どもや子どもを取り巻く環境の変化を評価する「成果指標（アウトカム）」と活動（実施）状況を評価する「活動指標（アウトプット）」の両方を設定し，総合的に評価したうえで次年度の改善につなげる（表 7.3）．成果指標（アウトカム）の評価では，全体計画の作成時に設定した目標における現状値に対し，目標値を決め，取組みによる変化を評価する．たとえば，図 7.4 における低学年の目標が，たとえば「好き嫌いをしないで食べるようにさせる」であれば，評価指標を「配膳されたものを残さず食べられた子どもの割合」と設定し，取組み前（全体計画作成時）の実態把握と同じ方法で取組み後に実績を評価する（たとえば，現状値 60 ％　目標値 70 ％　実績値 75 ％であれば，目標が達成したと評価できる）.

表7.3 食に関する指導の評価内容

・成果指標（アウトカム）の評価

全体計画の作成時に設定した評価指標の目標値を基準に取組による変化を評価する.

例：子供の肥満度などの健康診断結果の変化や体力向上，食習慣・生活習慣の改善，食に関する知識・意識の変化，地場産物・国産食材の活用状況　等

・活動指標（アウトプット）の評価

学校における食育の取組状況等を評価する.

例：食に関する指導（給食の時間，教科等，個別的な相談指導）の実施率・継続率，給食管理（栄養管理・衛生管理）の実施状況，栄養教諭と教職員との連携状況　等

文部科学省，食に関する指導の手引―第二次改訂版（2019）

3 中学校における「食に関する指導」の実践―食生活の自立に向けて―

　中学校に進学すると，クラブ活動や通塾などによる生活習慣の変化，心身の成長により朝食欠食やダイエット行動など不健康な食行動が現れ始める．思春期には食べる＝太るという考え方に陥りやすいことから，栄養教育において食べることの大切さを改めて伝え，中学生期の好ましい生活習慣を維持し，自身の食生活管理力をもつことが重要である．表7.4に中

表7.4 各教科等における食に関する指導の実践事例（保健体育科）

食教育プログラムの内容（全4時間，夏休み・冬休み課題）

時	テーマ	ねらい	おもな活動内容
1	生活習慣と食生活	・生活習慣病と食生活の関わりを理解する ・バランスよく食べることの大切さを理解する	・思春期の健康管理 ・生活習慣病マッチングクイズ ・食生活セルフチェック ・目標設定
夏休み	生活習慣病予防のための食生活ポスターをつくろう	・他者に伝えることで学習内容を整理し，知識を定着させる	・関心がある生活習慣病について調べる ・ポスター作成
2	食事バランス分析	・食品ピラミッドを使って食事バランスのとり方がわかる	・食品ピラミッドのルール ・食事バランスチェック ・目標設定とセルフモニタリング
3	賢い間食の選び方	・食事バランスを考慮して間食の内容を考えることができる	・間食の役割と工夫 ・グループで状況に合わせた間食を考える
4	食生活目標を考えよう	・食べることの大切さを理解し，前向きな食生活目標をもつ	・朝食を題材に，分析，改善方法，実践するための目標を考える ・これまでに学んだ内容から，これから先も守っていきたい食生活目標を決め，発表する ・セルフモニタリング
冬休み	朝ごはんレシピを考えよう	・バランスのよい朝ごはんのメニューを考え自分でつくる	・バランスを考えたレシピづくり ・つくって食べる

早見（千須和）直美，坂本　結，春木　敏，思春期学，**35**（2），228（2017）．

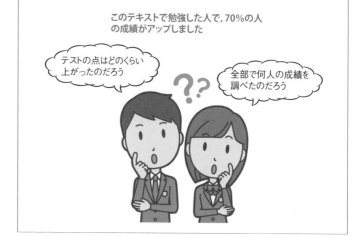

○カタログやチラシ，テレビ CM などの広告には，商品のよい情報のみが強調されていることがある．商品のよい点，悪い点を比較してみよう

○商品を実際に使った人の意見を集めて，事実と意見の違いについて考えてみよう

○ある商品の広告について，何を読み取るか，信頼できる情報か，考えてみよう

このテキストで勉強した人で，70%の人の成績がアップしました

テストの点はどのくらい上がったのだろう

全部で何人の成績を調べたのだろう

図7.6　生活情報の活用のポイント
資料：「技術・家庭　家庭分野」，開隆堂．

学校保健体育科学習として不健康な食行動の予防，食生活管理力を高めることに焦点を当てた栄養教育プログラムの実践事例を紹介する．

　また，中学生期には活動範囲や交友関係が広がることから，友人やメディアの影響を受けやすくなることも不健康な食生活の要因の１つとなる．テレビやインターネットなどで発信される食や健康に関する情報の見分け方・活用の仕方を学習内容に入れていくことが必要である（図7.6）．

　中学校における食に関する指導の進め方については，小学校と同様，文部科学省「食に関する指導の手引」〔平成 19（2007）年 3 月策定，平成 22（2010）年 3 月第一次改訂，令和元（2019）年 3 月第二次改訂〕に示されているので，前節（小学校児童を対象とした「食に関する指導」の実践―学校全体での取組―）を参照しよう．

❹　メタボリックシンドローム改善のための特定健診・特定保健指導

　生活習慣の乱れ，とくに摂取エネルギーと消費エネルギーのアンバランスによって内臓脂肪が蓄積することにより，高血圧や高血糖，脂質異常が重なり起こっている状態を**メタボリックシンドローム（内臓脂肪症候群）**と呼ぶ．この状態は，心筋梗塞や脳梗塞など重篤な状態を引き起こすリス

クが高いことをふまえ，厚生労働省は平成 20（2008）年 4 月より**特定健康診査（特定健診）・特定保健指導**をスタートさせた．

特定健診・特定保健指導は，健診によって保健指導対象者を抽出して対象者のもつリスクの数に応じた個別の保健指導を行うことで，その要因となっている生活習慣を改善し，生活習慣病予防を行うことを目的としている．**動機付け支援**では，生活習慣改善の動機付けとして，原則 1 回の面接と 3 か月後の評価を行う．**積極的支援**では，行動計画策定の支援や実践指導について 3 か月以上の定期的かつ継続的な支援を行い，その終了後に評価を行う．

（1）保健指導とは何だろう

対象者（保健指導）が健診結果から自らの健康問題に気づき，生活習慣を振り返り，問題解決のための行動目標を自ら設定し，行動変容できるよう支援することである．

対象者への説明は，対象者が自身の健康状態について理解できるよう知識や理解度に合わせてポイントを押さえた"わかりやすい説明"を行う．また，対象者がわかりやすく想像できるように，科学的根拠にもとづいて作成した視覚的な学習教材を準備しておくことも有用である（図 7.7）．

（2）信頼関係の構築

対象者は，面接のなかで，自分自身の食生活や行動変容に対する考えや気持ちを自由に表現することで，対象者のセルフケア（自己管理）能力が強化されると考えられる．そのためには，初回面接において対象者と保健指導実施者との間に信頼関係を構築することが基盤となることから，受容的な態度で対象者に接すること，その後の支援においては，適度な距離を保ちつつ継続的に支援していくことが必要である．

（3）行動目標の設定

対象者が長い年月をかけて形成してきた生活習慣を変えることは容易ではない．食事・身体活動などの生活習慣，自身の健康状態の受け止め方などについて聴き取り，相手の環境や行動変容段階に応じて，対象者が「これならできそうだな」と思える具体的な改善策を一緒に見つけて行動目標を設定する．対象者の行動変容を促すためには個人の努力だけではなく食環境整備が不可欠であり，たとえば対象者が社員食堂を利用している場合，健康的な食事の提供とともに食育情報を発信し，対象者の健康状態の改善が図れるように支援を行う．表 7.5 に，動機付け支援の実践事例を示す．

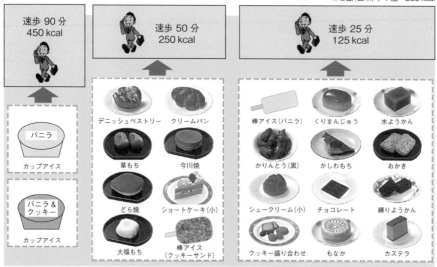

摂りすぎに注意！

嗜好品を食べたい場合の量の目安
～お菓子のエネルギー量を速歩で表示～

※ご飯（白米）中1膳＝235 kcal

速歩90分
450 kcal

速歩50分
250 kcal

速歩25分
125 kcal

バニラ
カップアイス

バニラ＆
クッキー
カップアイス

デニッシュペストリー　クリームパン

草もち　今川焼

どら焼　ショートケーキ(小)

大福もち　棒アイス(クッキーサンド)

棒アイス(バニラ)　くりまんじゅう　水ようかん

かりんとう(黒)　かしわもち　おかき

シュークリーム(小)　チョコレート　練りようかん

クッキー盛り合わせ　もなか　カステラ

(参考) 生活習慣病予防のための食べ方ナビゲーション　たべナビ君　吉池信男，玉川ゆかり，中神聡子共著（独立行政法人　国立健康・栄養研究所）

図7.7　特定保健指導用の媒体

教材 No. C-15

【教材のねらい】

・お菓子のエネルギー量を知る.

【資料の使い方】

・普段食べているお菓子がどのくらいのエネルギーがあるか把握し，運動でエネルギー消費する場合の時間を確認する.

・お菓子については地域等でよく食べられているものにおき換えて使用してもよい.

・糖を摂取したときのインスリンの働き（B-1）と併せて説明してもよい.

国立保健医療科学院，保健指導における学習教材集（確定版），https://www.niph.go.jp/soshiki/jinzai/koroshoshiryo/kyozai/index.htm

5　地域で取り組む高齢者支援―介護予防・食生活の自立を目指して―

　わが国では，平成26（2014）年に成立した医療介護総合確保推進法にもとづき，高齢者が重度な要介護状態になっても住み慣れた地域で自分らしい暮らしを人生の最後まで営むことができるように，医療，介護，介護予防，住まいおよび日常生活の支援が一体的に提供される地域包括ケアシステムの構築が進められているところである．**地域包括ケアシステム**は，人口減少社会における介護需要の急増という困難な課題に対して，医療・介護などの専門職から地域の住民一人ひとりまで，さまざまな人たちが力を合わせて対応していこうというシステムである．

7
章

表7.5　特定保健指導（動機づけ支援）の実践事例

保健指導事例

A さん　45 歳　男性

職業：会社員（事務職）

家族：妻（有職者），息子・娘（ともに小学生）

データ：体重 83 kg，BMI 27.0，腹囲 92 cm，空腹時血糖 110 mg/dL　HbA1c 5.6 %，喫煙歴なし（動機付け支援対象）

実施時期	行動変容段階	対象者の振り返り	支援内容のポイント
初回面接 （個別） 30 分	準備期	・帰宅時間が遅いため空腹感が強く夕食を食べ過ぎてしまう. ・この半年で体重が 3 kg 増えたことが気になる. ・缶コーヒー（加糖）を毎日 2 本飲む. ・昼食で好きな麺類や丼ものが食べられないのは負担. ・休日に気が向けば歩く（速歩 40 分/週 1 回）. ・デスクワークが多く歩数計では平均 5,000 歩.	・健診結果と生活習慣との関連性を理解する. ・生活習慣を振り返り，改善の必要性を認識する. ・支援計画の作成にあたり，改善目標（数値・行動目標）を設定する. 　行動目標は，具体的な改善策（できそうなこと）を考える. ・セルフモニタリング方法について理解する. ・（継続支援がないため）目標の追加・修正方法を理解する.

初回面接の目標設定

・数値目標；3 か月で腹囲 2 cm 減少，体重 2 kg 減少

　目標設定までに減らさなければならないエネルギー量

　= 7,000 kcal（1 kg の脂肪減量に相当するエネルギー量）× 2 kg ÷ 3 か月 ÷ 30 日

　= 1 日あたり約 150 kcal

・行動目標

【身体活動】

・通勤時に 1 駅手前から歩く.

　普通歩行 10 分 × 週 5 回 =（3 メッツ − 1 メッツ）× 1/6 時 × 体重 83 kg = 27 kcal

・休日の速歩 40 分 × 週 2 回 =（4 メッツ − 1 メッツ）× 2/3 時 × 体重 83 kg = 166 kcal

・エレベーター，エスカレーターより階段を使う.

【食生活】

・夕方におにぎり 1 個を食べ，帰宅後のごはんはお茶碗半分にする．おかわりはしない.

　= 茶碗 1 杯（150 g）のごはんで − 252 kcal（夕方におにぎりを食べることで，夕食の食べ過ぎを防ぐ）

・缶コーヒーは無糖のものに変えるかお茶にする．= 約 − 70 kcal × 2 本 = − 140 kcal

・昼食は週 2 回野菜の豊富な定食にする（本人と相談のうえ，できそうな回数を設定する）.

※記録用紙を渡し，体重，歩数，目標実行状況のセルフモニタリングを行った.

実施時期	行動変容段階	対象者の振り返り	支援内容のポイント
3 か月後 実績評価	実行期	・体重 − 2 kg，腹囲 − 2 cm. ・歩数計では平均 6,500 歩. ・行動目標の実行率は 7 割くらいだった. ・自発的な目標追加・修正はしなかった. ・缶コーヒーの代わりにブラックコーヒーを家から持参している. ・夕食後のおかわりはしなくなった. ・今後も自分の健康のために継続していきたい.	目標の達成状況，生活習慣の改善状況，データの変化を一緒に確認する. ・目標が実行できたことをほめる. ・支援教材の活用度，支援内容や取組みへの満足度を確認する. ・心理的・身体的変化を確認し，セルフエフィカシーを高める. ・今後も続けられそうな目標を設定する.

3 か月後評価：行動目標の達成状況は，記録用紙（セルフモニタリングシート）を用いて評価した．身体活動では休日の速歩は開始から 1 か月は週 2 回，その後は週 1 回以上実施しており，通勤では 1 駅手前から歩くことを週 3 回実施していた．食事面では，糖分入りの飲料と夕食に関する目標は実行できていた．その結果，体重・腹囲のデータが改善し，体重が減少したことで継続の自信につながった．昼食内容の変更は難しかったことから，今後は栄養成分表示を活用して選ぶことを目標とした.

実践してみよう　あなたの「栄養教育」

147

（1）地域包括ケアシステムにおける栄養教育の目的

栄養教育の取組みは，地域で日常生活を送る高齢者を対象とした介護予防・日常生活支援総合事業と，介護を必要とする高齢者を対象とした介護給付サービスに大別される．前者は，高齢者の自立した生活や**フレイル**（frailty：高齢による虚弱）予防を目的としており，フォーマルサービス（制度にもとづく訪問型あるいは通所型の専門的支援）とインフォーマルサービス（家族や近隣の友人，民生委員やボランティア，非営利団体などの制度にもとづかない援助）を適切に組み合わせることが求められている．

このいずれの場合も，栄養教育の目的は，低栄養状態の予防・改善，あるいは過体重者への対応を含む適切な栄養状態の維持を図りながら，高齢者がいつまでも「食」を楽しみ，本人の望む生活の質（QOL）が保たれるよう支援することである．

（2）高齢者の食の自立を目指す支援計画

高齢期は個人による状態の差が大きい．各人に合わせた支援を行うためには，対象者の生活の質（QOL），健康状態に影響を与えている個々の問題や生活上の要因について把握する必要がある．

食生活に関するアセスメント項目の目標を設定するには，まず，本人の生活の質（QOL）に関する事項（したいこと，継続したいこと）をゴールとして設定する（例：「もっと元気そうに見えるようになりたい」，「食事をおいしく食べたい」，「〇〇ができるようになりたい」，「〇〇を続けた

Column

地域包括ケアシステムにおける「自助・互助・共助・公助」

地域包括ケアシステムにおいては，さまざまな生活課題を「自助・互助・共助・公助」の連携によって解決していく取組みが必要となる．

「自助」とは4つの「助」の基礎であり，自らの健康に注意を払い介護予防活動に取り組んだり，健康維持のために検診を受けたり，病気のおそれがある際には受診を行うといった，自発的に自身の生活課題を解決する力である．

しかし，「自助」だけでは限界があることから，個人的な関係性をもつ人間同士が助け合い，それぞれが抱える生活課題を互いが解決し合う「互助」が必要となる．費用負担が制度的に裏づけられていな

い自発的な支え合いであり，親しいお茶飲み仲間づくりや住民同士のちょっとした助け合い，自治会など地縁組織の活動，ボランティアグループによる生活支援，NPOなどによる有償ボランティアなど幅広いさまざまな形態が想定される．

「共助（保険）」とは制度化された相互扶助のことで，医療，年金，介護保険，社会保険制度など被保険者による相互の負担で成り立っている．

「公助（行政）」とは自助・互助・共助では対応できないこと（困窮など）に対して最終的に必要な生活保障を行う社会福祉制度のことで，公による負担（税による負担）で成り立っている．

い」など）．そのゴールを達成するために，アセスメントをふまえ，対象者の健康にかかわる優先度はもちろん，本人や家族が実行できそうかについても考慮して具体的な達成目標を決める．たとえば，「体重を○か月後までに○kg増加させる」，「おかずを1品増やす」，「1日3食と間食をきちんと食べる」というように，「何を」，「いつ」，「どこで」，「どのくらい食べるようにする」などの具体的な目標を立て行動計画を作成する．

（3）地域高齢者の介護予防のための食の自立支援

① 配食サービスと情報提供

地域高齢者などが医療・介護関連施設以外でも健康・栄養状態を適切に保つことができ，かつ口から食べる楽しみも十分得られるような良質な配食事業に対するニーズが高まっている．

「地域高齢者等の健康支援を推進する配食事業の栄養管理の在り方検討会報告書」（厚生労働省，2017）によると，事業規模が一定以上の場合，管理栄養士または栄養士が献立作成を担当することが適当であるとされており，一般食以外に，栄養素等調整食（エネルギー，たんぱく質，食塩相当量），摂食嚥下機能が低下した対象者向けの物性等調整食（ペースト・ムース食，ソフト食または「軟菜」食）への対応が求められている．

適切に栄養管理された配食は，利用者や家族にとって食事量・食事内容・食事の工夫・食形態などを把握するための教材にもなりうることから，提供する食事の意義，配食以外の食事を選ぶ際に気をつける点などについて情報提供を行う．

② 介護予防・日常生活支援総合事業における「通いの場」

地域において住民主体の「通いの場」を設け，定期的に交流し，軽い体操などの活動，健康教室，料理教室，サロン，会食などを行い，高齢者の日中の居場所づくり，地域づくりにつなげる．対象者のニーズに合わせて実施することが望まれる．

③ 介護予防・日常生活支援総合事業における栄養士・管理栄養士の専門的な支援

地域包括支援センターが作成した介護予防ケアプランにもとづき個別計画書を作成する．この計画にもとづき，訪問あるいは通所により必要な相談，指導などを実施する．具体的なプログラムの実施内容は，「栄養改善マニュアル」などを参考に，低栄養状態を予防・改善するために，体重チェック，食生活評価，よりよい食事の献立の教育など，効果的な内容のものを紹介する．

実践してみよう あなたの「栄養教育」

おわりに—どんな栄養士になりたいですか？

　みなさんは，どのような栄養士になりたいですか？　長寿国日本において，元気な高齢社会を目指すために，今こそ，より良い食習慣を身につける予防医療学に基づいた栄養教育を行う栄養士の活躍が期待されています．献立作成や調理，給食をつくるイメージから，広く健康づくりのための「食」のあり方を発信する栄養士が求められています．

　食は，それぞれの地域，文化，環境など，さまざまな要因に影響されるものです．また同時に，好みや習慣などにも影響される個性あふれるもので，人々の楽しみと幸せにつながるものです．日常生活の中で，無理なく行動変容につなげることのできる栄養教育の工夫や応用力，対象者への思いやりの心など，栄養士は豊かな人間力を身につけることが大切です．

　一見，豊かになった食生活ですが，人々の健康を脅かしている側面も見られます．簡単便利が優先され，手づくりや昔からの食文化の伝承が薄れています．広告やネット情報に惑わされ，健康への不安から健康食品やサプリメントに必要以上に頼る傾向にあります．何が正しくて，何が正しくないのか，栄養学と科学的根拠に基づいた，栄養士にしかできない栄養教育の実践者を目指しましょう．科学は，必ず人の健康状態を改善し，みなさんの思いやる気持ちは，人の行動を変えていくことでしょう．

　幸せと健康を育む「食」のメッセージを伝えましょう．みなさんの努力に，必ず応えてくれる笑顔が待っています．

■ 参 考 書 ■

藤沢良知 監，『栄養士＆管理栄養士まるごとガイド　改訂 6 版』，カザン（2008）．

村上　明・森光康次郎 編，『食と健康─情報のウラを読む─』，丸善（2002）．

藤沢良知 編，『栄養・健康データハンドブック 2020/2021』，同文書院（2020）．

宗像恒次，『栄養指導のためのヘルスカウンセリング』，医歯薬出版（1996）．

足達淑子 編，『ライフスタイル療法（1）：生活習慣改善のための行動療法（第 5 版）』，医
　歯薬出版（2014）．

足達淑子 編，『ライフスタイル療法（2）：肥満の行動療法（第 2 版）』，医歯薬出版（2012）．

山田冨美雄 編，『医療行動科学のためのミニマム・サイコロジー』〈シリーズ　医療の行動
　科学（1）〉，北大路書房（1997）．

古畑　公，田中弘之 編著，『栄養指導論　第 2 版』，同文書院（2020）．

津田　彰 編，『医療行動科学のためのカレント・トピックス』〈シリーズ　医療の行動科学
　（2）〉，北大路書房（2002）．

赤松利恵 編，『行動変容を成功させるプロになる　栄養教育スキルブック』，化学同人
　（2009）．

楠見　孝，科学リテラシーとリスクリテラシー，日本リスク研究学会誌，**23**（1），29
　（2013）．

佐々木敏，『わかりやすい EBN と栄養疫学』，同文書院（2005）．

飯島史朗・石川さと子，『生命科学・医療系のための情報リテラシー：情報検索からレ
　ポート，研究発表まで（第 3 版）』，丸善出版（2018）．

文部科学省，『食に関する指導の手引：第二次改訂版』，東山書房（2019）．

伊藤貞嘉，佐々木敏 監，『日本人の食事摂取基準：厚生労働省「日本人の食事摂取基準」
　策定検討会報告書 2020 年版』，第一出版（2020）．

■ 参考ウェブサイト ■

ヘルスリテラシー　健康を決める力．https://www.healthliteracy.jp

インターネット上の医療情報の利用の手引．https://jima.or.jp/riyoutebiki.html

科学技術情報流通技術基準 - 参照文献の書き方（SIST02）．https://jipsti.jst.go.jp/sist/
　handbook/sist02_2007/main.htm

日本人の食事摂取基準 2020 年版．https://www.mhlw.go.jp/stf/seisakunitsuite/bunya/
　kenkou_iryou/kenkou/eiyou/syokuji_kijyun.html

日本標準食品成分表 2020 年版（八訂）．https://www.mext.go.jp/a_menu/syokuhinseibun/
　mext_01110.html

国民健康・栄養調査．https://www.mhlw.go.jp/bunya/kenkou/kenkou_eiyou_chousa.html

健康日本 21（第二次）．https://www.mhlw.go.jp/stf/seisakunitsuite/bunya/kenkou_iryou/
　kenkou/kenkounippon21.html

授乳・離乳の支援ガイド（2019 年改定版）．https://www.mhlw.go.jp/stf/newpage_04250.
　html

保育所におけるアレルギー対応ガイドライン（2019 年改訂版）．https://www.mhlw.go.jp/content/00511242.pdf

楽しく食べる子どもに〜食からはじまる健やかガイド〜．https://www.mhlw.go.jp/shingi/2004/02/dl/s0219-4a.pdf

保育所保育指針（2018 年改定）．https://www.mhlw.go.jp/file/06-Seisakujouhou-11900000-Koyoukintoujidoukateikyoku/0000160000.pdf

楽しく食べる子どもに〜保育所における食育に関する指針．https://www.mhlw.go.jp/stf/shingi/2r9852000001j4t2-att/2r9852000001j4za.pdf

学校給食における食物アレルギー対応指針．https://www.mext.go.jp/component/a_menu/education/detail/__icsFiles/afieldfile/2015/03/26/1355518_1.pdf

学校のアレルギー疾患に対する取り組みガイドライン．https://www.gakkohoken.jp/book/ebook/ebook_R010060/R010060.pdf

学校におけるアレルギー疾患対応資料（DVD）映像資料及び研修資料．https://www.mext.go.jp/a_menu/kenko/hoken/1355828.htm

食に関する指導の手引き―第二次改訂版―．https://www.mext.go.jp/a_menu/sports/syokuiku/1292952.htm

食物アレルギーの栄養食事指導の手引き 2017．https://sagamihara.hosp.go.jp/pdf/rinken/topics/180319_eiyou2017.pdf

食生活学習教材（中学生用）．https://www.mext.go.jp/a_menu/shotou/eiyou/1288146.htm

摂食障害情報ポータルサイト．http://www.edportal.jp

第 4 次食育推進基本計画（案）．https://www.maff.go.jp/j/syokuiku/attach/pdf/kannrennhou-12.pdf

健康づくりのための身体活動基準 2013，健康づくりのための身体活動指針（アクティブガイド）．https://www.mhlw.go.jp/stf/houdou/2r9852000002xple.html

用 語 解 説

アサーション
自分の考え方もほかの人の考え方も尊重する自己表現の方法を身につけること.

アセスメント
栄養教育において,対象者の栄養状況や健康状態を検査データや問診,食事調査などによって評価すること.

アレルギー対応食
保育園や幼稚園の入所(園)時に食についてのアンケートを実施し,食物アレルギーに配慮しなければならない場合にはアレルギー対応食を実施する.「食物アレルギー栄養食事指導の手引き 2017」も参照. https://www.foodallergy.jp/tebiki/

EBN
エビデンス(科学的根拠)に基づいた栄養学.

EBM
エビデンス(科学的根拠)に基づいた医療.

栄養教育における行動変容
生活習慣に偏りや病気になると考えられる危険因子があった場合,その日常行動を将来の健康へつなげるために対象者が自発的に改善していくこと.

栄養教諭
平成 17(2005)年から栄養教諭制度が施行.学校における『食に関する指導』の中心的な役割を担う.学校栄養職員が食に関する指導を行う場合もある.

栄養士
栄養士法〔昭和 22(1947)年公布,昭和 23(1948)年施行〕に定められた国家資格.この法律で栄養士とは,都道府県知事の免許を受けて,栄養士の名称を用いて栄養の指導に従事することを業とする者をいう.おもに健康な方を対象にして栄養指導や給食の運営を行う.一方で,管理栄養士は,厚生労働大臣の免許を受けて,病気を患っている方や高齢で食事がとりづらくなっている方,健康な方一人ひとりに合わせて専門的な知識と技術をもって栄養指導や給食管理,栄養管理を行う.

嚥下食ピラミッド
浜松大学の金谷節子准教授により提唱.摂食,嚥下の難易度を階級で表している.図 6.9 も参照.

オペラント条件づけ法
行動を起こすとき,なんらかのきっかけや条件をもとに行動を誘発する習慣を身につける方法.

カウプ指数
乳幼児の肥満の判定に用いる.BMI の計算式と同じである.体重 (g)÷〔身長 (cm)×身長 (cm)〕× 10

学校給食
戦後に食生活の改善を目的として始まったが,平成 21(2009)年に学校給食法の改正により,学校における食に関する指導の「生きた教材」として重視され,実施されることとなった.

カフェテリア方式
事業食給食などで,用意された料理を利用者が自由に選ぶ形式.

QOL
生活の質,生命の質,人生の質ともいわれる.その人自身が幸福と思えるような生活が送れることを目指す,医療における考え方.

グループダイナミクス
栄養教育において,個人教育以上の効果が発揮されること.参加者同士の連帯感から,互いの意見や考えを共有し,互いのいいところを取り入れようと気持ちが動くことがある.

傾聴
カウンセリング用語.相手の話を,しっかりと耳を傾けて聴くこと.

健康行動
健康を維持し増進するための望ましい生活習慣.

健康寿命
WHO が 2000 年に提唱した.平均寿命から,病気や認知症などによる介護期間を差し引いた,自立した生活ができる期間のこと.

健康づくりのための食生活指針
文部省,厚生省,農林水産省により平成 12(2000)年に決定された.食生活改善を実践するために取り組むべき具体的な内容が,10 項目にまとめられている.その後,平成 28(2016)年に改訂版が策定された.

行動意思理論
行動にはその行動を起こそうとするやる気が必要である.その行動を起こそうとするやる気は,自分自身が誰かの期待に応えたいという思いであり,その行動の結果,喜んでもらいたいという思いから行動を起こすという考え方.

行動変容段階モデル
対象者の健康行動への意識を 5 つの段階に分けて,どのあたりにあるかを見きわめて,その段階に応じたサポートをすることが行動変容へつなげるために効果的である,という考え方.

行動目標

学習目標をもとにした，実際の行動変容に向けた目標．

誤嚥

嚥下機能の低下により，食べ物や唾液を誤って気管内に飲み込んでしまうこと．嚥下障害などがある高齢者では，肺に入り，誤嚥性肺炎を起こすこともある．

国民健康・栄養調査

健康増進法にもとづいて行われる調査．栄養施策の企画や評価の参考に使われる重要なデータである．

コーピング

ストレスマネジメントの方法の１つ．ストレスの発散方法を健康的でない行動に偏らないように，さまざまな別の発散方法を身につけること．

刺激統制法

クライエントがどのようなときに，健康的でない行動をするのか，クライエントと一緒に考え，その行動のきっかけや原因を取り除くこと．

自己効力感

セルフ・エフィカシーともいう．これならできるという達成予感や自信のこと．

社会的学習理論

人の行動とは，他人の行動を観てまねる（モデリング）ことから形成されるという考え方．

社会的認知理論

自分がどれくらいできるだろうかという予測を立て，これならできるだろうという思いで実行に移すという考え方．

授乳・離乳の支援ガイド（2019 年改定版）

平成 31（2019）年に厚生労働省から発表された．授乳・離乳の目安が示されている．

受容

カウンセリング用語．相手の話を否定せず，すべて受け止めること．

食育

学校で行われる栄養教育のこと．「食育」または「食に関する指導」ということばで表される．

食育基本法

平成 17（2005）年 6 月に成立．食をめぐるさまざまな問題に対して，食育を国民運動として推進するために制定された．詳しくは https://www.maff.go.jp/j/syokuiku/pdf/kihonho_27911.pdf も参照．

食育推進基本計画

食育基本法が制定され，平成 18（2006）年 3 月には同法に基づく食育推進基本計画が策定された．令和 3 年度から 7 年度までを計画期間とする第 4 次食育推進基本計画の策定が予定されている．

食環境整備

食物へのアクセス，および情報へのアクセス，ならびに両者の統合が重要となる．

食事バランスガイド

「何をどれだけ食べたらよいのか」を具体的に示した，食べ方のガイドライン．料理は SV（サービング）という単位で数える．食生活指針を具体的な行動に結びつけるためのガイドラインである．

食に関する指導の手引き（第二次改訂版）

食育基本法，学校給食法，学校教育法に基づく学習指導要領等を踏まえ，学校における食育を推進する観点から，学校における食育の必要性，食に関する指導の目標，食に関する指導の全体計画，食に関する指導の基本的な考え方や指導方法，食育の評価について示されている．詳しくは https://www.mext.go.jp/a_menu/sports/syokuiku/1292952.htm

食物アレルギー

食物がアレルゲンとなって引き起こされる，皮膚，呼吸器，消化器，あるいは全身に生じる症状．

神経管閉鎖障害

神経管（脳や脊髄などの中枢神経系のもと）が形成される妊娠 4 〜 5 週ごろに起こる先天異常．葉酸は，胎児の神経管閉鎖障害のリスクを減らすことがわかっている．

健やか親子 21（第 2 次）

平成 13（2001）年から始まった，母子の健康水準を向上させるためのさまざまな取組み．第 2 次では「すべての子どもが健やかに育つ社会」の実現を目指している．

生活の質

QOL（quality of life）ともいわれ，人生の質，生命の質とも訳される．

成長曲線

乳児身体発育曲線ともいう．乳児の身体発育パーセンタイル曲線のこと．

セルフモニタリング

実行した行動や体重変動などを記録し，自分の状態の変化を継続的に観察し，意識の継続を促すこと．

セレクト方式

献立の一部を自分で選択する給食の形態．

ソーシャルネットワーク

行動変容には，社会環境や社会的な人間関係が大きく影響するという考え方．

地産地消

地域で生産された食品などを，その地域で消費すること．

低出生体重児

出生時の体重が 2,500 g 未満の新生児．

特定健康診査・特定保健指導

メタボリックシンドローム予防を目的に平成 20（2008）

年に始まった制度. 職場での検診をもとに腹囲や BMI が基準値以上の人には保健師や管理栄養士による保健指導を受けることが義務化された. 医療保険者において，40 歳以上の被保険者・被扶養者を対象とする. 詳しくは https://www.mhlw.go.jp/stf/seisakunitsuite/bunya/0000161103.html

閉じた質問
クローズドクエスチョンともいう. はい，いいえで答えられる質問. 対象者の情報を聞き出しにくい質問である.

妊産婦のための食生活指針
平成 18（2006）年厚生労働省から発表. 詳しくは https://www.mhlw.go.jp/houdou/2006/02/h0201-3a.html

妊産婦のための食事バランスガイド
詳しくは https://www.mhlw.go.jp/houdou/2006/02/dl/h0201-3b02.pdf を参照.

妊娠悪阻
つわりが悪化し，医療的介入が必要になった場合.

妊娠高血圧症候群
妊娠 20 週以降，産後 12 週までに高血圧が見られる状態. 詳しくは http://www.jsog.or.jp/modules/diseases/index.php?content_id=6 を参照.

妊婦健康診査（妊婦健診）
妊婦は少なくとも月 1 回は医療機関などで健康診査を受けることが推奨されている. 妊婦の健康状態や胎児の発育状況，身体測定や血液・血圧・尿などの検査を受け，出産や育児についてアドバイスを受けることができる.

PDCA サイクル（マネジメントサイクル）
P は Plan（計画），D は Do（実施），C は Check（評価），A は Act（改善）. この流れおよび繰り返しにより，効果的に栄養教育を進める.

開いた質問
オープンクエスチョンともいう. いつ，どこで，誰が，何を，どのようにしてという 5W1H で尋ねる質問.

フレイル
虚弱を意味する. 加齢に伴い，身体の予備能力が低下し，精神・心理的，社会的な脆弱性などの多面的な問題を抱え，健康障害を起こしやすくなった状態.

ブロッキング
クライエントの話を途中でさえぎること. カウンセリングにおいて，クライエントが間違ったことを話した場合でも，中断したりせずに，まず話をすべて傾聴することが大切である.

ヘルスリテラシー
「健康を決める力」のことで，健康情報を入手し，理解し，評価し，活用するための知識，意欲，能力のこと.

保健信念モデル（ヘルス・ビリーフ・モデル）
健康行動をとったほうが自分にとって利益があるという判断が生じて，はじめて健康行動への行動変容が起こるという考え方.

メタボリックシンドローム
内臓脂肪型肥満（腹囲）に加え，血圧・血糖・脂質の判定基準のうち 2 つ以上が合併した状態.

モデリング
見習いたい運動習慣や食習慣をもっている人を見習ったり，まねをしたりすること.

メディアリテラシー
メディアからの情報を正しく理解し，適切な行動をとる能力.

ラポールの形成
カウンセラーとクライエントとのあいだに信頼関係が形成されること.

索　引

著者紹介

今中　美栄（いまなか　みえ）
島根県立大学看護栄養学部健康栄養学科教授
社会健康医学修士
担当箇所　1章，2章，編集

上田　由香理（うえだ　ゆかり）
大阪樟蔭女子大学健康栄養学部健康栄養学科講師
博士（学術）
担当箇所　7章

河嶋　伸久（かわしま　のぶひさ）
京都光華女子大学健康科学部健康栄養学科講師
博士（栄養学）
担当箇所　4章

木下　ゆり（きのした　ゆり）
東北生活文化大学短期大学部生活文化学科准教授
博士（医学）
担当箇所　4章，5章

坂本　裕子（さかもと　ひろこ）
京都華頂大学現代家政学部食物栄養学科教授
博士（学術）
担当箇所　1章，6章，編集

髙木　尚紘（たかぎ　なおひろ）
大阪青山大学健康科学部健康栄養学科講師
博士（食物栄養学）
担当箇所　3章

西田　江里（にしだ　えり）
長崎短期大学地域共生学科准教授
博士（医学）
担当箇所　5章

（五十音順）

〈はじめて学ぶ〉健康・栄養系教科書シリーズ❽　**栄養教育論　第2版**
健康と食を支えるために

第1版　第1刷　2012年3月31日
第2版　第1刷　2021年4月10日
　　　　第4刷　2024年3月1日

検印廃止

著　　者　　今中　美栄
　　　　　　上田　由香理
　　　　　　河嶋　伸久
　　　　　　木下　ゆり
　　　　　　坂本　裕子
　　　　　　髙木　尚紘
　　　　　　西田　江里
発　行　者　　曽根　良介
発　行　所　　㈱化学同人
〒600-8074　京都市下京区仏光寺通柳馬場西入ル
編集部　TEL 075-352-3711　FAX 075-352-0371
営業部　TEL 075-352-3373　FAX 075-351-8301
　　　　　　振　替　01010-7-5702
e-mail　webmaster@kagakudojin.co.jp
URL　https://www.kagakudojin.co.jp
印刷・製本　創栄図書印刷㈱

健康・栄養系教科書シリーズ

●〈はじめて学ぶ〉健康・栄養系教科書シリーズとは●

この分野にはどのような教科書がもっとも必要とされているのだろうか，編集部で熟考を重ね，本当に役に立つ内容を厳選して構成した教科書シリーズです．学生が自分で読んで理解できるように，懇切丁寧に記述されていますので，本シリーズは，大学で学ぶ楽しさが味わえる手だてとなることと考えています．

各巻B5判・172〜248ページ・2色刷

シリーズラインナップ （●は既刊）

① **解剖生理学**
鈴木一永・堀江 登・蓬田健太郎・藤岡由夫　著

❷ **生化学** ヒトのからだの構成と働きを学ぶために
小野廣紀・千 裕美・吉澤みな子・日々野久美子 著

❸ **食べ物と健康Ⅰ** 食品成分を理解するための基礎
水野裕士・喜多野宣子・近藤民恵　著　[第2版]

❹ **食べ物と健康Ⅱ** 知っておきたい食品素材と加工の基礎
喜多野宣子・上山昭子・久木久美子　著　[第2版]

❺ **基礎栄養学** 食生活と健康について考えるための基礎
杉山英子・小長谷紀子・里井恵子　著　[第3版]

❻ **応用栄養学** 適切な食生活を実践するための基礎
中村絵美・奥田あかり・上山恵子・尾関清子　著　[第3版]

❼ **臨床栄養学概論** 病態生理と臨床栄養管理を理解するために
位田忍・市橋きくみ・伊藤美紀子・鞍田三貴・鈴木一永・本田まり・松元紀子・森田純仁・蓬田健太郎　著　[第2版]

❽ **栄養教育論** 健康と食を支えるために
今中美栄・上田由香里・河嶋伸久・木下ゆり・坂本裕子・髙木尚紘・西田江里　著　[第2版]

❾ **給食計画論** 大量調理施設で役立つ基礎
島田淳子・田村孝志・阪口治美・田中浩子・内田眞理子　著

⑩ **調 理 学** おいしく安全に調理を行うための科学の基礎
久木久美子・喜多野宣子・新田陽子　著

⑪ **食品衛生学** 食の安全性を理解するために
西瀬 弘・檜垣俊介・和島孝浩　著

⑫ **公衆栄養学** 人びとの健康維持・増進のために
黒川通典・森 久栄・今中美栄・中村絵美　著

詳細情報は，化学同人ホームページをご覧ください．　https://www.kagakudojin.co.jp

KAGAKU 好評の既刊書 DOJIN

栄養士・管理栄養士をめざす人の 基礎トレーニングドリル
小野廣紀・日比野久美子・吉澤みな子 著　B5判・168頁・2色刷・本体1800円
専門科目を学ぶ前に必要な化学，生物，数学（計算）の基礎を丁寧に記述．入学前の課題学習や初年次の導入教育に役立つ．

栄養士・管理栄養士をめざす人の 調理・献立作成の基礎
坂本裕子・森 美奈子 編　B5判・112頁・2色刷・本体1500円
実習科目を学ぶ前の基礎づくりと，専門科目への橋渡しをコンセプトに構成．入学後の1年生が身につけるべき内容を，わかりやすく解説．

図解　栄養士・管理栄養士をめざす人の 文章術ハンドブック
── ノート，レポート，手紙・メールから，履歴書・エントリーシート，卒論まで
西川真理子 著　A5判・192頁・2色刷・本体2000円
大学で直面する様々な文章．その目的から，形式，実際の書き方まで，初歩から丁寧に解説．見開き1テーマで，図を使いポイントを示す．

大学で学ぶ 食生活と健康のきほん
吉澤みな子・武智多与理・百木 和 著　B5判・160頁・2色刷・本体2200円
さまざまな栄養素と食品，健康の維持・増進のために必要な食生活の基礎知識について，わかりやすく解説した半期用のテキスト．

栄養士・管理栄養士をめざす人の 実験プライマリーガイド
倉沢新一・中島 滋・丸井正樹 著　A5判・136頁・2色刷・本体1600円
栄養士・管理栄養士養成課程におけるあらゆる実験に必要な知識が詰まった，また困ったときにすぐ役立つ一冊．

わかる統計学 ── 健康・栄養を学ぶために
松村康弘・浅川雅美 著　B5判・176頁・2色刷・本体2200円
健康・栄養分野のデータを例にとり，学生の数学の基礎知識も配慮して解説．例題や練習問題を解くことで実践的な力が身につく．